全民健康科普丛书

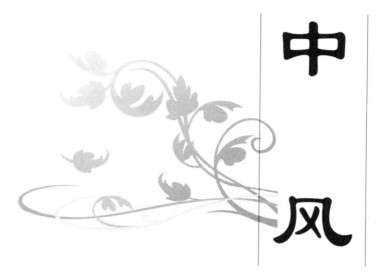

中风

180 问

全民健康科普丛书编写组　编著

U0218855

中国协和医科大学出版社

北　京

图书在版编目（CIP）数据

中风 180 问／全民健康科普丛书编写组编著. —北京：中国协和医科大学出版社，2023.12（2025.1 重印）.
（全民健康科普丛书）
ISBN 978-7-5679-2298-3-01

Ⅰ. ①中… Ⅱ. ①全… Ⅲ. ①中风-防治-问题解答 Ⅳ. ①R743.3-44

中国国家版本馆 CIP 数据核字（2023）第 198819 号

编　　著	全民健康科普丛书编写组	
策划编辑	栾　韬	
责任编辑	陈　卓	
封面设计	邱晓俐	
责任校对	张　麓	
责任印制	黄艳霞	
出版发行	中国协和医科大学出版社	
	（北京市东城区东单三条 9 号　邮编 100730　电话 010-65260431）	
网　　址	www.pumcp.com	
印　　刷	三河市龙大印装有限公司	
开　　本	710mm×1000mm　　1/16	
印　　张	11.5	
字　　数	140 千字	
版　　次	2023 年 12 月第 1 版	
印　　次	2025 年 1 月第 2 次印刷	
定　　价	48.00 元	

序

"全民健康科普必读"以出版，可喜可贺！

有两点值得称道：

其一，党和国家重视科学普及，把科学普及与科技创新同等对待。特别是医学科普，更是关系到"健康中国""人人健康"的大事。一定要把防病知识推广到群众中去，特别是农村中去。

我们通常说，让群众掌握科学，让群众掌握生命健康的主动权，义就在于此。医学科普重点在于防病知识的普及，我们老讲"保健靠自己、看病找大夫"。把"心忌找我看病，变成我找医生看病"。这是一个重要的观念转化问题，也是医学普及的焦点和制高点。

其二，本书的出版，又再一次强调，一个医生除了临床诊治和研究以外，要重视科普工作，把它作为医生职责的组成部分。这是像我们这一辈医学家从小就开始谆谆，重身体力行的。林巧稚大夫任考教导我们："等病人出现了问题有找大夫，医生的职责已经了一大半！"这一至理名言说明现代预防为主，又突出了科普的重要和必要。

我们向林巧稚大夫等学习，除了对知识和技术的渴望，对真理的追求和理符，对人的善良，同情和关爱以外，还有改善人与社会健康的智慧。人与社会的健康是靠各种学普及来完成的。

一句似乎平常，但是很深刻的话，就是："如果你只是个好医生，就还不是一个好医生。"医生与病人结合起来，科学与普及结合起来。这就是我们的方向，这就是关爱大众、发展医学的方向。

是以序。

郎景和

二〇二三年十二月

序

"全民健康科普丛书"的出版，可喜可贺！

有两点值得称道：

其一，党和国家重视科学普及，把科学普及与科技创新同等对待。特别是医学科普，更是关系到"健康中国""人人健康"的大事。一定要把防病知识推广到群众中去，特别是农村中去。

我们通常说，让群众掌握科学，让群众掌握生命健康的主动权，也就在于此。医学科普重点在于防病知识的普及，我们强调"保健靠自己，看病找大夫"。把"医生找我看病，变成我找医生查体"。这是一个重要的观念转化问题，也是医学普及的焦点和制高点。

其二，本书的出版，又再一次强调，一个医生除了临床诊治和研究以外，要重视科普工作，把它作为医生职责的组成部分。这是从我们老一辈的医学家们就开始倡导，并身体力行的。林巧稚大夫经常教导我们："等病人出现了问题，再找大夫，医生的职责已经丢掉了一大半！"这一至理名言既体现了预防为主，又突出了科普的重要和必要。

我们向林巧稚大夫等前辈学习，除了对知识和技术的渴望，对真理的追求和理解，对人的善良、同情和关爱以外，还有改善人与社会健康的智慧。人与社会的健康是要靠科学普及来完成的。

　　一句似乎矛盾，但是很深刻的话，就是："如果你仅仅是个好医生，就还不是一个好医生。"医生与病人结合起来，科学与普及结合起来。这就是我们的方向，这就是关爱大众、发展医学的方向。

　　是为序。

郎景和

二〇二三年十二月

前　　言

　　2016 年 10 月，中共中央、国务院印发《"健康中国 2030"规划纲要》，提出"普及健康生活、优化健康服务、完善健康保障、建设健康环境、发展健康产业"五个方面的战略任务。党的十九大报告也进一步将"实施健康中国战略"纳入国家发展的基本方略，把人民健康提升到"民族昌盛和国家富强的重要标志"地位。这一系列决策，标志着健康中国建设进入了全面实施阶段。而医学科普，则是强化国民健康理念、提高全民健康素养、实现"健康中国"这一伟大战略目标的关键途径之一。

　　在当前信息时代背景下，公众获取信息的途径多样，且各类平台的"健康科普"信息良莠不齐，其专业性和科学性往往不能得到保障。因此，权威的医学科普不能缺位，对于大众健康知识的传播、健康素养的提升刻不容缓。在这样的大背景下，我们组织各临床专业的专家编写了这套"全民健康科普丛书"，旨在提供给大众专业、权威的科普知识，让大众可以放心地去读、安心地去学。

　　本套书紧密围绕人们日常生活最常见的一些疾病，由相关科室的医生精选了临床上病人常会问到的问题，涉及生理基础、发病原因、临床症状、检查手段、治疗方法、用药禁忌、日常注意事项等方方面面，作者用通俗易懂的语言，由浅入深地回答病人的疑问。通过阅读本系列丛书，可使大众对相关疾病有一个科学的、整体的认知，使未患病者能够防患于未然，引导已患病者能够科学治疗、早日康复。

病人疑问的搜集和整理不是一日之功、一人之劳，需要集思广益，感谢所有编者以及相关科室同仁对本套书编撰的大力支持。本书难免有疏漏之处，诚恳希望读者批评、指正。

全民健康科普丛书编写组
2023 年 9 月

目　录

 中风的基本知识

二　中风的临床表现与诊断

三 中风的治疗

四 中风的护理与康复

五　中风的预防

一

中风的基本知识

1. 为什么说神经系统是人体的"司令部"？

人体的结构是非常复杂的，每个组成器官都复杂而精密，它们工作得十分协调、和谐、有条不紊，这是因为他们都受着"司令部"的统一指挥。人体的这些组织、器官、系统，到底谁是"司令部"呢？神经系统是机体内起主导作用的系统，直接或间接调节、控制人体器官、系统的功能，可谓是人体的"司令部"。

神经系统按功能可分为感觉神经系统、运动神经系统、自主神经系统及高级神经活动系统，分别执行感觉的传导与感受，运动的指挥和协调，内脏器官和腺体的功能活动，以及复杂的语言和精神活动等功能。

神经系统的各种功能并不是孤立存在的，而是相辅相成地支配和协调着整个人体的功能活动。例如，当一个人跑步时，神经系统就"指挥"人体血压升高、心跳加快、呼吸加速，各骨骼肌群协调地收缩和松弛，肌肉组织中的血管开放以使供血增加，汗腺分泌增加以散热和排泄废物……所有这些都是为了保证人体适应跑步时的生理需要。由此看来，神经系统不愧为人体的"司令部"。

神经系统按部位可分为中枢神经系统和周围神经系统两大系统。中枢神经系统包括脑和脊髓。①脑：位于颅腔内，分为大脑、间脑、脑干和小脑等部分。大脑和小脑分别有左、右两个半球，脑干由中脑、脑桥和延髓三段组成。②脊髓：位于脊椎的椎管内，由含有神经细胞的灰质和含上、下传导束的白质组成，可分为颈髓、胸髓、腰髓、骶髓等不同节段。周围神经系统包括脑神经、脊神经和自主神经，分别发自脑干和脊髓，分布于体表和体内的各种组织和器官。中枢神经通过周围神经与人体其他各个器官、系统发生极其广泛复杂的联系。

2. 人体的高级神经中枢是大脑吗？

如果说神经系统是人体的"司令部"，那么大脑就应当是更高级的"指挥中心"。从结构和功能来说，人体的各种感觉都是通过感觉神经系统传入并最终到达大脑，人体的各种随意运动则是由大脑发布"命令"，通过运动神经系统下达，直至运动器官。内脏活动、血管运动、腺体分泌等虽由自主神经独立管理，但在大脑中也有相应的自主神经中枢进行调控。至于语言、记忆、思维、智能、情感、行为等高级神经-精神活动，更是大脑本身特有的功能。大脑就像一个"总司令"一样，我们会看、会说、会思考、有记忆等，都是靠大脑指挥的。因此，大脑相应的功能区受到损伤，即便是部分损伤，也会造成人体的某些功能障碍。

那么大脑的组成是怎样的呢？大脑是中枢神经最大的结构，占据颅腔的绝大部分空间；也是最复杂的结构，包括左、右大脑半球，每一侧大脑半球又可划分为额叶、顶叶、颞叶和枕叶（图1-1），深部还有丘脑和基底神经节等结构，分别执行不同的功能，如语言、记忆等。大脑紧密地与脑干相连，通过脑干又与小脑和脊髓连接成为中枢神经系统的整体。

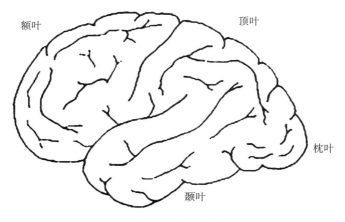

额叶　　　　顶叶

枕叶

颞叶

图 1-1　大脑半球

3. 血液循环和大脑有什么联系呢？

　　大脑是人体的重要器官，成人大脑的平均重量约为 1400g，虽然仅占体重的 2%～3%，但大脑的需氧量却占人体总需氧量的 20% 左右，所以有人称脑细胞是细胞中的"贵族"。因此，大脑的血液供应异常丰富。脑细胞每分每秒都在紧张地工作着，必须耗用大量的氧气和葡萄糖来保持其正常生理功能和生命活动，可是脑细胞有个致命的缺点，就是不会制造及贮存任何营养物质，一切营养来源全靠"外援"——血液供应。

　　血液循环系统是血液在体内流动的通道，是由心脏、动脉系统、毛细血管及静脉系统构成。它给人体各部分输送新鲜的血液，随之带去氧气和养料，再将各组织器官新陈代谢产生的废料运出。

　　只有不停地向大脑内输送血液，才能维持大脑的正常功能。脑细胞最需要的营养物质是氧气与葡萄糖。脑细胞每分钟消耗的氧气约占全身的1/4，消耗的葡萄糖约占全身的1/5，这么大量的氧气和葡萄糖均是依靠血液输送到大脑内，可以设想一旦发生出血或缺血，这条运输线中断了，受这条血管供应的脑细胞就会立刻缺少氧和葡萄糖。血液好比是粮草饮水，一旦血流不畅、中断或血管破裂，脑部的养分减少甚至消失，也就是出现"缺粮断水"时，脑细胞的功能将出现"故障"，甚至于在几分钟内死亡。这时，"司令部"的指挥将失灵，本来由其支配的身体器官也会随之失去控制而出现相应的症状。

除了运送氧气和养料外，脑血液循环还参与脑脊液的生成、循环和代谢。大脑不是实心的，其中央有脑室系统，脑室内充满脑脊液，而且通过一些孔道流向脑和脊髓表面的蛛网膜下腔及脑池。脑脊液的生成来源于血液，基本成分与血液相似，只是不含有血细胞，因此是无色透明的。脑脊液不仅能缓冲震动和减少冲击力对大脑的伤害，而且和脑血液循环一起参与了大脑的新陈代谢。

4. 脑血管和脑供血有什么特点？

从解剖学角度来看，进入大脑的动脉可分为颈动脉与椎-基底动脉两大系统。颈动脉系统支配大部分大脑，而椎-基底动脉系统则分布在小脑、脑干及大脑的后部。脑血管的分布就像茂盛的大树一样，分支不计其数，分了又分，越分越细。

颈动脉入颅后依次分出眼动脉、后交通动脉、脉络膜前动脉、大脑前动脉及大脑中动脉。椎动脉由两侧的锁骨下动脉发出，在第1~6颈椎横突孔内上升，经过枕骨大孔入颅后，在脑桥下缘联合成为基底动脉。基底动脉前行至中脑处又分为两条大脑后动脉。椎-基底动脉在颅内先后分出小脑后下动脉、小脑前下动脉、脑桥支、内听动脉及小脑上动脉等。两侧大脑前动脉之间由前交通动脉，两侧颈内动脉和大脑后动脉之间由后交通动脉连接起来，形成脑底动脉环（又称Willis环）。当脑动脉环的某一处血供减少或闭塞时，可互相调节血液供应。另外，颈动脉尚可通过眼动脉的末梢分支与颈外动脉的面动脉、颞浅动脉及脑膜中动脉的末梢分支吻合。椎动脉和颈外动脉的末梢分支之间及大脑表面的软脑膜动脉间也有多处吻合。脑底动脉环与颈动脉和椎-基底动脉相沟通，使两大动脉系统得到连通。它的作用非常重要，对调节、平衡上述两大动脉系统之间、大脑半球之间的血液供应，以及当此环某处血管狭窄或闭塞时从对侧得到血供，确保大脑的血液供应极为重要。

颈动脉系统，又称前循环，供应眼部和大脑半球前 3/5 部分（额叶、颞叶、顶叶及基底节等）；当该系统发生中风时，典型表现为偏瘫、感觉减退和视觉障碍，有时可出现单瘫或失语。椎-基底动脉系统，又称后循环，供应大脑半球后 2/5 部分（枕叶和颞叶的基底面、枕叶的内侧面及丘脑等）及小脑、脑干；当该系统发生中风时，最常见的症状为复视、构音障碍、吞咽困难及眩晕。

5. 中风是什么？有哪些种类？

中风，又称脑卒中或卒中，是指由于各种原因所致的脑动脉堵塞（脑梗死）或破裂出血（脑出血），导致相应部位脑组织不能得到充分的氧气和养料，受影响的神经细胞因而坏死，从而引起一系列临床症状。因其是一种突发的脑血液循环障碍性疾病，临床上又称为急性脑血管病或脑血管意外。中风是危害我国居民健康的重大疾病之一，具有高发病率、高致残率、高死亡率和高复发率的特点。近年来，中风的流行特点为总体发病率仍在升高，但死亡率趋于稳定，且农村高于城市，发病趋于年轻化。

中风具有发病急、来势凶的特点，临床以突然语言不利、口眼歪斜、偏侧肢体活动不灵、偏身麻木，甚至昏迷等为主要特征。中风病情凶险，死亡率较高。很多病人虽然保住了生命，但会遗留一定的后遗症。

根据脑内发生的是出血还是缺血，把中风分为出血性中风、缺血性中风和混合性中风。①缺血性中风：又称脑梗死，最常见，占中风病人总数的 70%～80%，主要包括脑血栓形成、脑栓塞。脑血栓形成是由于脑动脉本身存在狭窄，管腔内逐渐形成血栓而最终阻塞动脉所致。脑栓塞则是脑动脉本身无病变或原有病变无改变，本次发病是因血流中被称为栓子的异常物质阻塞动脉引起，如某些心脏病病人心腔内血栓脱落的栓子。②出血性中风：占中风病人的 20%～30%，根据出血部位的不同又分为脑出血和蛛网膜下腔出血。脑出血俗称"脑溢血"，是由于脑内血管破裂，血液流到脑组织中。而蛛网膜下腔出血是由脑表面或脑底部的血管破裂，血液直接进入蛛网膜下腔和脑池中。③混合性中风：如果是一个脑组织中同时存在脑梗死和脑出血两种现象称为混合性中风。

无论是缺血性中风、出血性中风，还是混合性中风，都会造成不同范围、不同程度的脑组织损害，因而产生多种多样的神经-精神症状，严重的还会危及生命，治愈后很多病人留有后遗症。因此，中风是危害人类健康的大敌。

6. 中风的发病率高吗？

根据《全国第三次死因回顾抽样调查报告》显示，脑血管病目前已跃升为国民死亡原因之首，其中中风是单病种致残率最高的疾病，也是神经科最常见的危重病与多发病。据报道，2019 年我国中风的年发病率为 201/10 万，缺血性中风年发病率为 145/10 万，出血性中风年发病率为 45/10 万；我国缺血性中风患病率为 1700/10 万，出血性中风患病率为 306/10 万；我国中风粗死亡率农村居民为 160/10 万，城市居民为 129/10 万。地区分布有南低北高和西低东高（即北方和东部地区发病率高）的趋势及农村高于城市的特点。中风的住院病人年龄集中在 50 岁及以上；65 岁前，男性比例高；65 岁后，女性比例较高。

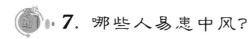

7. 哪些人易患中风?

易患中风的人群称为中风高危人群，主要包括以下人群。

（1）中老年人。

（2）具有原发性高血压、血脂异常、糖尿病、冠状动脉粥样硬化性心脏病、动脉硬化等慢性疾病之一者。

（3）有以下不良生活习惯者：膳食不均衡，喜欢吃肥肉，口味偏咸及动物油高摄入；吸烟，过量饮酒；几乎不运动或运动很少。

（4）存在以下不利因素者：直系亲属如父母、兄弟姐妹有中风及高血压、糖尿病病史，肥胖，脾气急躁，精神紧张、焦虑、工作压力大等。

8. 中风发生的基本条件是什么?

中风发生的基本条件如下。

（1）血管壁病变：动脉硬化最常见（约70%中风病人存在），主要累及大、中动脉。高血压、血脂异常、糖尿病、吸烟是主要危险因素；其次为风湿、结核等所致的动脉炎，先天性异常（如血管畸形），外伤、中毒、肿瘤等导致的血管病损。

（2）血液成分病变：血液黏稠度增高，如血脂异常、高血糖症、高纤维蛋白原血症、脱水、红细胞增多症、白血病、血小板增多症等；凝血机制异常，如血小板减少性紫癜、血友病、应用抗凝剂、弥散性血管内凝血。此外，还可见于妊娠、产后、手术后及服用避孕药等。

（3）血流动力学改变：如高血压（占非栓塞性中风的55%～75%）、低血压、血压急剧波动及各种心脏病，如心力衰竭、冠心病、心律失常，特别是心房纤颤。

在以上三个中风发病的基本条件中，血管壁病变（如动脉硬化及动脉瘤的形成）最为重要，是中风的基础原因。但若真正发生中风，常常还有一些诱发因素，包括血流动力学改变和血液成分改变。

9. 老年人为什么易患中风？

年龄是中风不可干预的危险因素。随着年龄增长，人体血管壁发生退行性改变，特别是动脉硬化。动脉硬化是中风发生的最常见的基本条件，因此老年人符合中风患病的基本条件。另外，老年人的一些不良生活习惯、慢性疾病等也是动脉硬化的易患因素。例如，肥胖、高脂血症、高血压、糖尿病等，以及长期烟、酒嗜好。高血压、糖尿病是老年人的多发病。高血压和糖尿病病人动脉硬化的发生率比正常人分别高 4 倍和 2 倍。高血压更是与动脉硬化相互促进的疾病，即长期高血压者动脉硬化发生得早，而且严重；动脉硬化的加重反过来又会对高血压产生不利的影响。

既然老年人患有动脉硬化几乎是普遍存在的，那么在某些诱发因素的作用下老年人都有发生中风的可能性。例如，着急、生气或大便干燥用力引起血压升高时，深沉睡眠中血压偏低时，心脏排血量减少时，创伤、手术及感染发热造成血容量不足时，寒冷诱发血管痉挛时，夏季脱水造成血液黏稠时，以上这些情况都有可能诱发中风。

另外，前面提到中风的住院病人年龄集中在 50 岁及以上，因此，把 50 岁以上的年龄作为中风的危险性因素之一并不是言过其实的。当然，也不要谈虎色变，一则动脉硬化的发生有早有晚、有轻有重；二则只要在医生指导下有针对性地采取预防措施，就能够避免或推迟中风的发生。

10. 年轻人会发生中风吗？

中风，无论是脑梗死，还是脑出血，病因上都与高血压或动脉硬化有很大关系，因此大多发生在老年人。那么年轻人会不会患中风呢？

年轻人也会中风，但发病率远远低于老年人。40岁以下发病者只占中风病人的1%～2%。年轻人中风以缺血性中风为主。①缺血性中风：多以脑栓塞为主，可找到栓子来源；自身免疫病病人如出现动脉损伤，也会引起脑梗死，如系统性红斑狼疮、结节性动脉炎等；一些寄生虫病，如钩端螺旋体感染、梅毒等，也可引起动脉炎而致脑梗死。②出血性中风：以先天性动脉瘤或动静脉畸形为主；某些血液病，如再生障碍性贫血、血友病、血小板减少性紫癜等，当正常止血和凝血功能发生障碍时，也可引起脑出血。年轻病人发生脑出血时，应常规做脑血管造影，以判断是否存在先天性动脉瘤或动静脉畸形。年轻人如有反复发作的偏头痛、复视、局限性抽搐、偏瘫或偏盲等，均应做详细的检查。如果发现是颅内血管病变，早些进行治疗，即可防止中风的发生。

11. 儿童会不会发生中风？

儿童也会发生中风，其发病率比青年人、中老年人都低，每年为2.25～6.13/10万，性别差别不明显。

儿童发生中风的病因与青年人、中老年人有所不同。①儿童缺血性中风：多由脑动脉炎引起，病原体可为结核杆菌、病毒、真菌，以及钩端螺旋体等，其中钩端螺旋体引起的脑动脉炎为儿童中风最常见的病因；还可能与咽喉部炎症、鼻窦炎、内耳感染、心肌炎等有关。②儿童出血性中风：可由烟雾病、先天性动静脉畸形、脑动脉瘤、血液病等引起。

儿童中风的临床特点：①首发症状以癫痫或癫痫与偏瘫同时出现者为多；②瘫痪呈左右两侧交替出现或一侧偏瘫后不久又发生另一侧瘫痪；③言语不利者少见；④先兆症状比较明显，如常于发病前2~7天内出现头痛、发热、呕吐、抽搐等。

儿童中风的预后比成人中风好，特别是儿童缺血性中风，几乎无死亡，通常恢复得比较好，但大部分患儿可能有些后遗症，包括癫痫及智力障碍等。

12. 中风病人怕风吗？

在临床上我们经常见到有些中风病人将门窗紧闭，理由是中风者怕风。那么，究竟中风病人怕不怕风呢？其实，认为中风病人怕风是个误会。由于本病名叫"中风"，使人容易联想到是受"风"而得病。之所以称为中风，是因为其发病迅速，猝然而至，与风的性质相似；另外，中医学理论认为，中风的发生是由于各种原因引动了"内风""肝风内动"出现猝然晕厥、半身不遂、偏身麻木、口舌歪斜、说话不灵等一系列的症状。即使有的病人感受了风寒而引发中风，那也只是外因或诱因。所以我们说中风与自然界的风没有特定的内在联系。大量的统计学资料也表明，绝大多数的中风病人发病时并未受到风的侵袭。因此，中风病人不用过分惧怕自然界的风。相反，中风病人的康复需要新鲜空气。只要穿好、盖好、注意保暖，注意不要让风长时间直接吹到身体的某一部位，防止伤风感冒的发生即可。即使在寒冷的冬天也应定时开窗通风，换进新鲜空气。这对健康的恢复是十分必要的。

13. 中风会复发吗?

中风容易复发。首次发病后 6 个月内,尤其是 3 个月内,是中风复发危险性较高的阶段。据统计,首次脑梗死后 1 年、5 年的累积复发率分别为 8%、28%。因大脑的自身修复能力差,中风反复发作对脑组织的破坏会越来越严重,死亡率和致残率也会显著增加。中风复发对病人、家庭和社会来说无疑是雪上加霜。

中风复发的概率较大,尤其是以下两种人:一是那些对预防中风复发认识不足的人。如一些中风幸存者只注意后遗症症状的治疗和康复,特别是很多没有后遗症的中风病人,更是放松了对中风再发的警惕性,致使中风后原有的高血压、动脉硬化、血脂异常、高黏血症和糖尿病等致病因素未能得到系统治疗。二是治疗不规范的病人。如有的病人虽然也在坚持服药,但是从来不到医院复查,还有的病人仍然坚持原来不健康的生活方式等。

所谓复发,应当是一次中风痊愈或好转、稳定之后又出现新的中风症状,或者是原有遗留症状的明显加重。前一种情况比较好判断,例如第一次发生的是左侧偏瘫,第二次又发生了右侧偏瘫和失语,显然第二次中风的病变部位与前一次不同,而且是在另一侧大脑半球。如果两次发病的症状相同,例如第一次表现为左侧偏瘫,病人已经恢复,能走路了,结果又发生了左侧完全偏瘫,显然也属复发;此时新出现的病灶可以是在原部位,也可能是邻近区。但若是第一次遗留的左侧肢体无力又出现暂时的波动,就不太好判断了;因为很多因素都会影响偏瘫后遗的症状,如天气变化、身体不适、体力疲劳、情绪因素等。所以不能一概而论,把原有症状因身体内外环境变化而出现的暂时波动都认为是复发。当然,原有症状的持续加重还应引起警惕,并充分考虑复发的可能。此外,中风后远期并发的癫痫也不代表中风的复发,那是脑内陈旧的病灶在作怪。癫痫发作后也会使原有的偏瘫症状暂时加重，但若是持续不恢复，就要考虑出现新病变的可能。

一般来说，除了蛛网膜下腔出血和脑栓塞在病因上有其内在的不稳定因素以外，脑出血和其他原因的脑梗死近期复发机会相对较少。脑出血后病人活动减少，加上注重控制血压，因此由于血压波动造成出血的机会也相应减少。脑梗死后因侧支循环的建立，加上药物治疗的作用，使得病灶以外其他区域的脑血流相对改善，因此发生脑梗死的概率也降低。但是，对每个患过中风的病人来说，其发病的基本条件即血管病变依然存在，而且并未获得根本改善，故复发的可能性也就依然存在。一旦有诱发因素，如血流动力学或血液成分的变化，在血管功能不能代偿的情况下就又会发病。所以，凡有血管病变基础的人，无论是否曾经发生过中风，都要注意中风的综合性预防。特别是已发生过中风的病人，其血管的功能状况已被证明代偿能力较差，尽管近期复发的机会较少，远期复发仍不容忽视。

14. 遇到突然中风的病人该怎么办？

中风的发作，疾如风雨，迅如闪电。发病者不分场合，或起于居室之中，或发生在工作场所，甚至在街头、郊外、市集，皆可突然起病。对于突然中风的病人，应该说紧急抢救是十分重要的一环，处理是否及时和妥当，关系到以后病情的转归，所以掌握一些初级急救知识是必要的。

首先，遇到突然中风病人时，不要惊惶失措。如发现病人病情严重或迅速进入昏迷，病情来势凶险时，则脑出血可能性较大。此时，可先设法将病人抬到床上，注意不要把病人扶起。最好由三人同时抬起病人：一人托住病人的头部与肩胛部，保持头部不受震动；另一人托住病人的背部与臀部；还有一人托住病人的臀部及腿脚部。先让病人安静躺下，头部抬高，并侧向一边；及时清除口鼻中的呕吐物及痰液，防止发生窒息；有义齿（假牙）者也应取下；松开病人上衣纽扣和腰带，保持呼吸道通畅；若有抽搐，可将小毛巾垫于病人口中，防止舌咬伤；千万不要企图唤醒病人而摇动其身体和头部。同时，要及时联系救护车将病人送往医院。

病人应送就近的医院，以免路上颠簸太久引起病情恶化及延误救治。如从楼上抬到楼下，必须保持病人头部在上方位、脚在下方位，以减少脑部充血。应用担架或床以卧位搬抬。在救护车上，家属可轻轻抱住病人的头部以减少震动。在搬运的整个过程中，动作务必轻柔稳慢，因为此时病人正处于"危在旦夕"的关键时刻，任何过多的搬动均对病人不利。

15. 小中风是怎么回事儿？

小中风也称短暂性脑缺血发作，顾名思义其症状表现历时短暂，每次发作仅持续几秒钟、几分钟或几小时，最多不超过 24 小时就能自然缓解。除了短暂性外，小中风还具有多发性和刻板性的特点。多发性是指发作次数没有规律，多则一天可发作几次，少则几个月发作一次，有的病人甚至 1~2 年发作一次，在发作的间歇期可以无明显的不适症状。刻板性是指同一个病人每次发作的表现形式基本相同。

小中风的症状与中风引起的脑功能障碍大致相同，即表现为颈内动脉或椎-基底动脉系统的缺血症状，如上述大脑半球损害引起的感觉、运动及语言障碍，或脑干、小脑损害引起的其他症状，但均具有短暂性的特征。

小中风发作的基础是大脑的某一血管系统或分支短暂性血供障碍，其病因可以是血管痉挛或血流动力学障碍，也可以是血液成分改变造成的血流不畅，然而更多的是由于微栓塞。微栓塞是由很小的被称为微栓子的物质突然堵塞血管引起的。这种栓子通常是在动脉硬化的基础上，由于血管狭窄、内膜粗糙、血流缓慢而形成的附着于血管内壁的血小板聚集物，栓子脱落时即可突然阻塞动脉并导致缺血发作，当栓子溶解或随血管扩张而向远端移动时，局部缺血即得以缓解。

　　小中风虽历时短暂、症状轻微，但不可忽视。有人把它作为中风的先兆。如果多次反复地发作，极有可能一次比一次严重，自愈的可能性也就越来越小，进而发展为进展性的或完全性的中风。据统计，小中风若未得到恰当治疗，大约有 1/3 的小中风病人迟早会发生完全性中风。所以，一旦出现了小中风的症状，哪怕是已经缓解，也应该作为一种急症立即就诊，在医生指导下采取积极的预防性治疗措施。此时的治疗比发展为完全性的中风才治疗更有意义。

16. 什么是脑血栓形成？

　　脑血栓形成即血液在脑血管内"凝固"而带来的一系列临床症状，是脑血管闭塞的一种形式。通俗地讲，就是血凝块把血管堵住了，这些血凝块就是血栓。血栓往往由不可溶性纤维蛋白，积聚的血小板、白细胞和红细胞组成。

　　那么血栓是怎么形成的呢？形成血栓的因素包括血管壁损伤、血压高或低等血流动力学改变、血液的黏稠度增高或处于高凝状态等，其中血管壁损伤是最基本因素。当动脉硬化导致的血管狭窄时，极易导致血栓形成。血栓形成是一个渐进的过程，首先是因血脂异常或高血压等因素造成动脉血管损伤导致动脉粥样硬化，即在动脉血管壁上开始有像小米粥一样的黄色斑块沉积；接着大量被激活的血小板黏附和聚集在已受损的血管壁上，形成血小板聚集体；然后，血小板释放大量纤维蛋白，红细胞、白细胞加入其中；最后，因血液受阻，血液流动缓慢，或因血液产生涡流，导致大量红细胞聚集，血栓由此形成。

　　这种血栓还会像滚雪球一样逐渐扩大，导致本来就狭窄的血管发生闭塞。由于动脉粥样硬化大多发生在大、中型动脉，因此这些血管的附壁血栓多见。又由于大动脉管腔粗大，不太容易因血栓而闭塞，所以血栓形成造成的血管闭塞多发生在中型动脉，如颈内动脉、大脑中动脉、椎动脉和基底动脉。但是，大、中型动脉所形成的血小板聚集物及粥样硬化斑块的脱落对远端小动脉的栓塞性影响也是不容忽视的，这往往是短暂性脑缺血发作的原因。然而，脑血栓形成的病人不一定先有短暂性脑缺血发作，但有一个进行性加重的过程，即进展性中风是很常见的。当然也可以一开始就是完全性中风，这与血栓形成造成动脉阻塞的速度有关。

17. 进行性偏瘫和脑血栓形成有关吗？

脑血栓形成如果是急性发病，应当与脑栓塞和脑出血等其他急性脑血管病相区别。但若是慢性起病，就要与其他慢性疾病鉴别了。就拿中风最常见的偏瘫症状来说，如果老年人发生一侧偏瘫，最初较轻，以后时好时坏，呈波动性加重；或者从开始就一直进行性加重直至完全偏瘫，脑血栓形成还是应当考虑的。一般来说，亚急性起病的脑血栓形成从发病到高峰期也不过几小时至几天时间，可是慢性脑血栓形成的病程进展有时可达数周至数月。

出现进行性偏瘫时，还要注意与脑肿瘤的鉴别。无论是脑内的原发性肿瘤或是转移瘤，若肿瘤位于大脑半球，随着瘤体增大，均有可能出现进行性偏瘫的症状。由于颅腔的容积是一定的，瘤体的占位效应及对脑脊液循环通路的压迫势必造成颅内压力增高，引起头痛、呕吐等颅内压增高的症状。这些症状在脑血栓形成伴有脑水肿时同样可以出现。因此，若不做特殊检查，有时很难区分这两种疾病。

除了脑肿瘤外，慢性硬膜下血肿也多见于老年人，而且也会引起进行性偏瘫。慢性硬膜下血肿虽然多因外伤所致，但因外伤轻微或时间久远而往往被遗忘，故也需要与脑血栓形成鉴别。

另外，进展较快的偏瘫有时也不一定就是脑血栓形成所致。大脑炎也可表现为亚急性、进展性偏瘫的病例。此外，像脑脓肿、脑寄生虫病等也都可以呈现亚急性或慢性进展性偏瘫的发病形式。因此，不要以为进行性偏瘫就是脑血栓形成引起的，还是应当到医院检查后做出诊断，以免延误治疗。

18. 脑栓塞是怎样发生的？

脑栓塞是由于血液中异常物质堵塞脑血管而引起的临床症状。异常物质多为固体，也可为液体、气体，医学上称为栓子。栓子在一般条件下都是不易溶解、不易通过某一口径动脉的物质，那么它们到底是一些什么东西？又是从哪里来的呢？

栓子主要来源于心脏，占脑栓塞栓子的 60%～75%，人们常将这类栓子称为心源性栓子，包括风湿性心瓣膜病、冠心病的附壁血栓，心内膜炎的赘生物，心房黏液瘤的脱落物，以及先天性房室间隔缺损等来自静脉的反常栓子等。半数为慢性风湿性心瓣膜病合并房颤病人的附壁血栓。

除了心源性栓子外，动脉粥样硬化病人大动脉内附壁血栓或动脉粥样硬化斑块本身也是脑栓塞的重要栓子来源。此外，还有一些少见的栓子，如肺静脉血栓或血凝块，骨折或手术时的脂肪栓和气栓，血管内治疗时的血凝块或血栓，肿瘤细胞经血液转移时形成的瘤栓，甚至一些寄生虫或其虫卵也可进入血液栓塞于脑动脉内。

19. 腔隙性脑梗死是什么？

腔隙性脑梗死是一种很小的梗死灶，直径在 2mm 至 1.5cm，占脑梗死的 20%～30%，大多发生在大脑深部的基底节区及脑干等部位。

这些部位的动脉多是一些称为深穿支的细小动脉，它们实际上是脑动脉的末梢支，又称终末支。由于深穿支动脉供血范围有限，所以单一支的阻塞只引起很小范围脑组织的缺血坏死，即形成所谓的腔隙。

腔隙性脑梗死最常见的原因还是高血压、动脉硬化，除了少数是因微栓塞引起的以外，多数是由于长期高血压的影响所造成的脑内小动脉血管壁变性，使得管腔变窄，在某种血流动力学因素或血液成分变化的诱因下发生小动脉的闭塞。我国是一个高血压患病率较高的国家，因此这一类型的脑梗死很常见。

大脑深部的基底节区和脑干是许多神经纤维束走行的重要通路，是实现大脑与躯体神经联系的桥梁。如果腔隙性脑梗死发生在这些通路上，就会造成某些神经传导的阻断，产生运动、感觉或语言障碍等方面的症状。由于腔隙很小，有时单纯影响运动纤维或感觉纤维，而出现纯运动性偏瘫，或者仅出现没有偏瘫的偏身感觉障碍。

由此看来，腔隙性脑梗死虽小，其所造成的神经功能缺损却可以很严重。虽然单一的腔隙很少造成昏迷那样严重的后果，但由于弥漫性的脑小动脉变性已然形成，可以继续出现新的梗死灶，形成多发性腔隙，称为多发性腔隙性脑梗死。脑损害累积和叠加，可造成广泛的严重神经功能缺失症状，出现严重的精神障碍、痴呆、肢体僵硬与抖动，以及吞咽困难、尿便障碍等症状。

20. 检查出"腔隙"要怎么办？

腔隙性脑梗死虽然很小，但也可以造成半身不遂等严重后果。但是，并不是所有发生的腔隙都会产生症状，只有那些累及重要神经通路或神经结构的腔隙才会有表现，否则也可以没有任何症状。这种所谓临床上的腔隙灶往往是在做头颅 CT 或磁共振检查时才被发现。应当指出的是，"腔隙"不一定等于腔隙性脑梗死，尤其是在做磁共振检查时发现的很小的腔隙往往可能是其他原因导致的。由于磁共振检查对含水量大的信号很敏感，老年人的大脑小动脉硬化造成血管与脑组织之间的间隙扩大；间隙中液体成分较多，所以很容易在磁共振成像中表现为腔隙样改变。另外，有些陈旧性的腔隙灶还可以是以前发生的小出血灶吸收后的改变。还有一些解剖上的原因，在正常人的磁共振片上也可在大脑的某些部位发现一些腔隙样的小点。由于专业性较强，这里就不多介绍了。

有的人看到检查报告上写着"腔隙"或"多发性腔隙"，因为不了解甚至没听过而非常担心、紧张。实际上完全不必害怕。对于没有任何症状，经医生查体又是正常的人，应由医生结合检查片做出具体分析，不要一概先入为主地认为就是脑梗死。另外，即使是腔隙性脑梗死，因为没有造成严重的危害，所以也不必担心。只要在医生指导下认真采取预防措施，就可以减少再发的机会。

21. 何谓出血性脑梗死？

出血性脑梗死是指在脑梗死灶内有血液漏出或渗出而继发出血，也称梗死后出血或脑梗死出血性转化，多见于脑栓塞引起的大面积脑梗死，约占脑梗死的30%。在CT上表现为梗死灶区域内出现点状、片状或融合成大片的高密度出血灶。

出血性梗死的发生与血管闭塞后再通、侧支循环建立时血液冲击血管有关，大多发生在梗死后3周内，以3~14天最多。栓子阻塞动脉后，不仅造成该动脉供血区脑组织的缺血和坏死，还导致阻塞动脉的管壁本身也发生缺血性改变。随后，由于动脉远端的麻痹与扩张，或者因为栓子的破碎或溶解，使得栓子向远端分支移动。在这种情况下，原来阻塞的部位恢复血流灌注，血流可以从已有缺血性改变的血管壁漏出，造成出血（图1-2）。于是，部分原来缺血性梗死的脑组织又加上了出血性损害。出血与梗死在治疗上截然相反。因此，梗死灶内出现出血，给本来就比较严重的大面积梗死治疗带来了麻烦，是缺血性中风治疗过程中令人困扰的问题，常常会导致病情加重，有人形容为"火上浇油"。梗死后出血可以使病人症状加重，有时虽无症状加重，但按脑梗死治疗无效时，应警惕出血性梗死的可能。

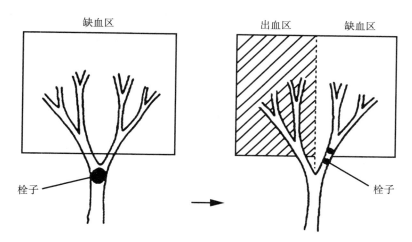

图 1-2　出血性脑梗死的发生机制

　　一种疾病发生后，其病理变化过程是极其复杂的。像梗死后出血这种情况，特别是在治疗过程中发生时，究竟是缺血性病变本身继发的出血，还是治疗不当造成的，抑或正确治疗用药的不良反应，有时难以判断得很清楚。当然，在没有做特殊检查（如 CT）以前，对病情加重的判断也不一定都归为梗死后出血，因为缺血后脑水肿等其他继发性损害也会加重病情。出血性脑梗死除了多见于脑栓塞病人以外，还常见于脑静脉血栓形成的病人。

22. 高血压脑病是怎么回事儿？

　　高血压脑病是一种因血压极度升高而引起的急性脑功能障碍。其发病机制和临床表现有别于脑梗死和脑出血，但又可继发于脑梗死和脑出血；而且其本质仍是脑血管功能障碍，所以也可划入急性脑血管病的范畴。本病见于各种原因所致的严重高血压病人，如恶性高血压、肾性高血压、妊娠期高血压疾病等，因此以中青年多见。发病时，病人的血压在原有较高水平的基础上进一步急剧升高，先引起脑小动脉的痉挛，导致脑血流量减低，继而发生脑小动脉的强制性扩张，脑血流灌注增加，并引发脑水肿。

高血压脑病发生时先有动脉血压的显著增高，收缩压和舒张压均升高，往往达 220/120mmHg 以上。症状常见有头痛、恶心、呕吐、视物模糊，部分病人可发生癫痫样抽搐，有些病人还可出现暂时性轻偏瘫、偏身麻木、偏盲、失语及精神障碍。以上症状一般持续几分钟或几小时，最多不超过 2 天；只要经降血压治疗，均可很快缓解，而且不留后遗症。如果脑功能障碍的症状持续几天还不消失，多半是发生了脑梗死或脑出血，应做进一步检查。严重的高血压脑病病人，在疾病的极重期也可出现意识障碍，甚至可因癫痫持续状态而危及生命。

高血压脑病和短暂性脑缺血发作的症状虽然均具有短暂性的特征，但后者发作时间相对更加短暂（一般<24 小时），而且不一定伴有血压升高，一般没有抽搐，也没有明显头痛、呕吐等颅内压增高的表现。此外，高血压脑病是弥漫性的脑功能障碍，虽然也可以有局限性脑损害的表现，像偏瘫、失语等，但一般短暂，而且较轻，这些特点与脑梗死和脑出血也是不同的。

令人欣慰的是，在我国由于高血压的预防和治疗均已取得显著成效，严重的高血压均可以得到有效的控制，因此高血压脑病的发病率已大为降低，成为不太常见的疾病。

23. 高血压性脑出血是怎样发生的?

高血压性脑出血见于长期高血压病人,当血压进一步骤然升高时,脑血管突然破裂出血。偶然的血压升高,每个人都可能出现过,却很少发生脑出血。这是因为脑出血的发生不仅取决于血压的变化,且与脑血管的健康状况密切相关。长期患高血压的病人,经常性的高血压特别容易造成脑小动脉的病变,使动脉壁发生变性、坏死,或是形成微动脉瘤。当血压急剧升高时,导致这些薄弱的部分破裂而出血。

高血压性脑出血多骤然起病,凡是能使血压骤然升高的因素都是高血压性脑出血的诱因,如情绪激动、剧烈活动、过度饮酒、大便用力等。少数病人在睡眠中发病,尤其在做噩梦的时候,也有的发生在性生活过程中。起病时,多数病人感到突然头痛或头晕,随即口眼歪斜、半身无力,重者很快神志不清,甚至昏迷。此时病人往往呼吸深沉、鼾声大作,面色一般红润,脉搏缓慢而有力,血压很高,频繁呕吐。可以出现肢体阵阵强直(抽搐),最后呼吸变得不规则;如病人出现持续高热、呕吐咖啡样胃内容物,往往预示预后不好,死亡率高。

24. 高血压性脑出血常发生在哪些部位?

高血压性脑出血约80%发生在大脑半球,且大多数在大脑半球深部的基底节区,其次在丘脑和脑叶。基底节区被称为深穿支的一些脑小动脉呈直角走行,拐弯处的动脉壁长期受到血流冲击,更容易形成微动脉瘤,因而易发生脑出血。该区域的出血,容易引起病变对侧的偏瘫、偏身感觉障碍和偏盲,即所谓的"三偏综合征";如果出血发生在主侧半球,还会造成失语。

约 20%病人的出血发生在脑桥和小脑，极少数发生于中脑或脑室。脑桥出血多由基底动脉分支破裂所致。大量出血累及双侧脑桥，病人于数秒至数分钟内陷入昏迷，出现四肢瘫痪、去大脑强直、持续高热等，通常预后不好。若是小量出血，可表现为一侧脑神经损害症状和对侧肢体的感觉或运动障碍，同侧肢体共济失调。小脑出血主要表现为眩晕、频繁呕吐及平衡障碍，多无肢体瘫痪。小脑大量出血可有昏迷等脑干受压表现，严重时病人可因枕骨大孔疝而死亡。

25. 影响脑出血预后的因素有哪些？

脑出血是一种常见而又难治的疾病。脑出血病人 1 个月死亡率高达 35%~52%，6 个月末仍有 80% 左右的存活病人遗留残疾，是中国居民死亡和残疾的主要原因之一。急性期死亡一般与脑出血和颅内压增高对中枢的直接损害有关，其后死亡多由于肺部感染等并发症所致。如果度过了急性期和并发症期，脑出血病人的预后相对还是比较好的。例如，神经功能缺损的恢复总体上看比脑梗死要好，这是因为血肿对神经的影响主要是挤压性的，神经结构不一定有严重的破坏，只要血肿能较快地吸收，神经变性就不至于那么严重。脑梗死则直接造成神经组织的缺血、缺氧，这种损害显然要严重得多。我们经常看到脑出血病人在急性期虽然很重，但以后恢复得相当好，就是这个道理。

脑出血急性期病情的严重程度与出血量和出血部位有很大关系。一般来说，出血量越大，病情越重。大脑半球的出血部位越深、越靠近中线，病情也就越重。脑干出血或小脑出血对脑干造成压迫者病情也重。此外，脑室出血也预示着病情严重。

从症状来看，昏迷时间越长、程度越深，则预后越差。发病后短时间内体温急剧升高者，说明大脑深部的中线结构（丘脑下部）受累或是脑干部位的出血，预后也差。发病后血压继续升高，经药物治疗难以控制者，说明出血量大，颅内压升高明显，病情严重，预后较差。抽搐（癫痫样表现）多为脑室出血或脑干受压的表现，预后不好。频繁呕吐说明颅内压较高或脑干受累；呕吐咖啡色液体是由于丘脑下部自主神经中枢受累，引发胃部血管舒缩障碍，导致胃黏膜出血，这些都是预后不良的表现。如果病人的呼吸节律显著改变，变得不规则或忽强忽弱，甚有暂停现象，或血压由开始升高转而明显下降，说明脑干的呼吸、循环中枢功能衰竭，预示病人已濒临死亡。

急性期过后，死亡的主要威胁是并发症，其中最多见的是肺部感染，即一般所说的肺炎。如果症状得不到控制，同样会造成病人死亡。

26. 何谓脑动脉硬化？

脑动脉硬化是全身性动脉硬化的一部分，是指脑动脉的弥漫性硬化。脑动脉根据其口径大小分为大动脉（直径 $500\mu m$ 以上）、小动脉（直径 $150\sim500\mu m$）、微动脉（直径 $150\mu m$ 以下）。动脉硬化的改变在大动脉表现为粥样硬化，即动脉内膜下有小米粥样的脂类物质沉积；而在小动脉和微动脉，则仅表现为内膜增厚和弹力纤维减少等变性改变。但无论何种形式的硬化改变，其结果都是内膜粗糙、管腔狭窄、弹性降低，有些细小动脉还会形成微动脉瘤，或者发生闭塞。

脑动脉硬化是在弥漫性脑动脉硬化的基础上发生的，其本质就是脑血流量的减少。这种脑血流量的减少是普遍性的，而且难以形成有效的侧支循环进行代偿。因此，当动脉狭窄进展较快时，或因血流动力不足及血液黏稠度增高等因素造成脑血流灌注急剧减少时，就会出现一系列神经或精神症状，如记忆力减退、反应迟钝及运动迟缓等。由于脑动脉硬化发展缓慢、隐匿，可以长期无任何症状，所以在早期常不引起人们的注意。

研究认为，一般人年龄在 20 岁左右即开始有脑动脉弹性减退的迹象，40岁以后逐渐明显，50岁以后会出现早期症状。有关病理解剖研究发现，儿童血管壁上即可有脂质沉积。由此可见，防治脑动脉硬化最好从儿童及青少年时期开始。

27. 何谓脑血管畸形？有什么危害？

颅内血管畸形是一种先天性脑血管发育异常，是由胚胎期脑血管芽胚演化而成的血管畸形。可发生在颅内任何部位，尤以脑表面和脑深部多见，因此通常称为脑血管畸形。

脑血管畸形可以发生在动脉、静脉和毛细血管，分为动静脉型、静脉型和毛细血管型。其中以动静脉型血管畸形最为常见，占脑血管畸形的80%~90%。动静脉型血管畸形以大脑半球表面分布为多，病变区的畸形血管大小不一，常扭曲成团，有的极度扩张，有的管壁极薄，其中的动脉和静脉因血液自由交通而难以区分。这种动静脉短路交通，使得周围脑组织得不到有效供血，加上畸形血管团的压迫，使局部脑组织受到损害。然而，最大的威胁还是畸形血管的破裂，可造成蛛网膜下腔出血或脑出血。

脑血管畸形对局部脑组织的损害缓慢但比较严重。约70%的病人在40岁以前发病。最常见的表现为出血，其中蛛网膜下腔出血占半数左右。只要病因不去除，出血可以反复发生。40%的病人以癫痫为首发症状，还可以出现头痛、轻瘫等症状，常反复发作。还有个别大脑半球血管畸形的病例，由于发生年龄较早，造成该侧半球的慢性损害和发育障碍，并引起对侧肢体的发育不良，即对侧肢体发育较慢，而显得相对较细、较短。

28. 动脉瘤是肿瘤吗？其发病有什么特点？

有些人认为动脉瘤是肿瘤。实际上，动脉瘤虽然也叫"瘤"，但它与肿瘤有本质的区别。动脉瘤是因动脉壁某处弹性逐渐减弱，向外凸出而形成的瘤样凸起；而肿瘤有细胞增生特征。颅内动脉由于管壁较薄，中层肌纤维较少，外层也缺少弹力纤维，其薄弱部位在丰富的脑血流长期冲击下容易发生动脉瘤。动脉在通过蛛网膜下腔段时没有周围组织的支持和保护，如果动脉壁有先天发育上的缺陷，即容易形成较大的颈内动脉末端动脉瘤，大脑中动脉、大脑前动脉和大脑后动脉的起始部，以及它们之间的交通动脉常见。特别是在这些动脉的分叉处，由于管壁相对更为薄弱，受到的血流冲击力也更大，所以更容易形成动脉瘤。

动脉瘤的发生有一定的遗传倾向和家族聚集性，但相当一部分是由于高血压、动脉硬化等后天因素，加之血管分叉等处动脉中膜肌层发育不良、较薄、弹力纤维缺损，且长期受到血流冲击而引起。就像常年使用而保养又差的自行车内胎的某个部位一样，气一打足就凸出一个大包，即动脉瘤。

基于先天性因素，动脉瘤发生的平均年龄较早，甚至可出现于婴幼儿。但真正形成较大的动脉瘤甚至发生破裂，还常有后天性因素的影响，故常在中年发病。至于先天性因素影响较少，而以高血压、动脉硬化等后天性因素为主要发生机制的动脉瘤，则多见于老年人。

动脉瘤可以单发，也可多发，小至粟粒，大至橘子般大小，状如梭形或囊状。其临床表现多种多样，大体分为压迫性和出血性两大组症状。①压迫性症状：是由动脉瘤相邻的脑或神经结构受压引起，根据部位和受累结构的不同而有不同表现。最常见的是动眼神经受压所造成的眼肌麻痹，可以合并发生偏头痛。②出血性症状：对生命威胁最大的是出血，是由动脉瘤破裂所致，多表现为蛛网膜下腔出血。出血前可先出现压迫性症状，但也可以没有先兆而突然发生。

29. 什么是蛛网膜下腔出血？

颅内血管破裂后血液进入蛛网膜下腔即称为蛛网膜下腔出血。这种出血可由颅脑外伤引起，也可以是非外伤性的，后一种情况称为自发性蛛网膜下腔出血。

自发性蛛网膜下腔出血也有两种情况。一种是脑内出血穿透脑组织破入蛛网膜下腔，称为继发性蛛网膜下腔出血；还有一种是原发性蛛网膜下腔出血，即脑表面或脑底部走行的血管破裂，血液直接进入蛛网膜下腔。我们所要讲的是原发性蛛网膜下腔出血。

原发性蛛网膜下腔出血属于出血性中风，其发生率在急性脑血管病中仅次于脑梗死和脑出血，占全部中风病人的 7%～15%。原发性蛛网膜下腔出血的病因很多，最多见的是颅内动脉瘤，占 85% 左右，包括先天性动脉瘤和高血压动脉硬化基础上形成的动脉瘤；其次是脑血管畸形，尤其是动静脉畸形；还有高血压性动脉硬化等。因此，原发性蛛网膜下腔出血的发病年龄分布较广，但平均年龄较脑梗死和脑出血相对要小。

30. 蛛网膜下腔出血后为什么容易再出血？

原发性蛛网膜下腔出血主要由脑底部和脑表面的动脉瘤或脑血管畸形破裂引起。出血部位因在蛛网膜下腔，周围缺乏致密组织的保护，因而出血不易控制。尤其是动脉瘤的破裂，原已失去弹性的动脉瘤薄壁破裂后难以收缩，或局部形成血凝块，极不稳定。出血后，血液中的白细胞释放一种蛋白酶，具有溶解血凝块的作用。在这种物质的作用下，动脉瘤破裂处原已形成的不稳定的血凝块可以再溶解，因而导致再度出血。

蛛网膜下腔出血后第 1 个月内再出血的发生率可达 30%，死亡率高达 50%。这种近期的再出血是原发性蛛网膜下腔出血最具有特征性的致命性续发症，必须引起高度重视。

再出血的发生虽然有上述内在的原因，但也常在一些诱发因素的作用下发生。例如，未遵医嘱而起床过早，因亲友探视谈话过多，因大便干燥而用力排便……所以，病人要严格卧床，尽量保证环境安静，同时要求家属尽力配合。这些措施虽不能完全避免再出血的发生，但也可以大大减少再出血发生的机会。

31. 脑积水是蛛网膜下腔出血的并发症吗？

如果病人存在蛛网膜下腔出血，这些病人可能会并发脑积水，而且这种并发症的发病率是非常高的，可以达到 50% ~ 60%。

蛛网膜下腔出血在临床上常合并脑积水，这是因为蛛网膜下腔出血是一种非常特殊的脑出血类型。人脑分为三层，即硬脑膜、蛛网膜和软脑膜。蛛网膜下腔出血是在蛛网膜这一层下面发生的。蛛网膜下腔出血后，血液淤滞，就会阻塞正常脑脊液循环的通路，最终形成脑积水。还有很多蛛网膜下腔出血，会阻塞蛛网膜颗粒，从而使脑积水形成。因此，在临床上如果出现蛛网膜下腔出血，一定要警惕脑积水的发生。蛛网膜下腔出血急性期的脑积水有时是很严重的，连同脑出血和脑水肿一起引起明显的颅内压升高，可危及病人的生命。

蛛网膜下腔出血痊愈之后，有的病人在恢复期和以后更长的时间里仍有渐进性的脑室扩张，这也是脑积水的一种表现。这种情况通常是由于出血造成蛛网膜颗粒被堵塞及形成蛛网膜粘连，使脑脊液在蛛网膜下腔回流不畅和吸收不良。尽管脑室与外部通道畅通，但脑室仍会渐进扩张，以代偿缓慢升高的脑室压力。在这种情况下，测量脑脊液压力通常并不高，所以称为正常压力脑积水。脑室的慢性扩张造成大脑逐渐萎缩，病人会出现进行性痴呆、双下肢活动不利及排尿障碍等表现。

32. 蛛网膜下腔出血病情好转后为什么反而出现偏瘫？

蛛网膜下腔出血时，由于出血发生在脑外，所以瘫痪等脑实质的破坏症状比较少见。除非是发生于脑表面的出血灶，可因少量血液破入脑实质，或因脑水肿等原因造成比较轻的肢体瘫痪。然而，有些蛛网膜下腔出血的病人，急性期开始并无瘫痪表现；过几天之后，在病情好转的过程中却出现了偏瘫。这种情况往往是出血后继发脑血栓形成所致。

蛛网膜下腔出血后，血液大量积聚在脑底部蛛网膜下腔的扩大部分——脑池。在此区域有很多重要的脑动脉通过，如大脑中动脉的起始部即在这里由颈内动脉分出。随着蛛网膜下腔内陈旧血液中的红细胞、血小板等成分的破坏，释放出某些具有血管收缩作用的生化物质，这些物质引起局部血管的强烈收缩，即血管痉挛。持续性的血管痉挛是脑血栓形成的条件。因此，在这种情况下，局部血管有可能因血栓形成而闭塞，其中以大脑中动脉的血栓性闭塞最为常见，可引起常见的偏瘫等症状。

脑血管痉挛所诱发的脑血栓形成也是蛛网膜下腔出血的一个重要并发症，可考虑出血早期即采取预防血管痉挛的措施，因为一旦并发了脑血栓，偏瘫的恢复是很困难的。

33. 脑水肿是如何发生的？

脑水肿是脑组织水分增多，并导致脑体积和重量增加而发生肿胀的现象。在急性脑血管病中，脑水肿可以因为脑动脉血流灌注压力升高，或者脑血管通透性增强，而使血管周围的间质中水分增加引起；也可以由于脑细胞缺血、缺氧，通过一系列复杂的机制，造成脑细胞内水分增加所致。脑梗死时，脑水肿出现在梗死病灶及其周围区域；脑出血时，脑水肿主要发生在血肿周围。高血压脑病产生的脑水肿往往是弥漫性的。

脑水肿虽说是继发于某一病因的病理改变，但反过来也会加重原来病理损害的过程。例如，脑梗死可因局部脑水肿而使病灶扩大，脑出血也可因血肿周围的水肿带而扩展了病损的范围。另外，如果是脑内较大的缺血或出血病灶继发了水肿，还会因脑内病灶占位效应的增强而使颅内压升高。无论是扩展的病损范围，还是增高的颅内压力，都会造成病情加重。

34. 颅内压增高是怎么回事儿？

人体的颅腔和脊髓腔像是一个相互连通的密闭容器，只有血管和神经与外面相通。颅腔中有三种主要内容物，即脑组织、血液和脑脊液。三者之中任何一种成分体积的增加，都会使另外两种成分体积缩小，以适应有限的空间，并保持颅内压的恒定。但这种内在的相互代偿能力是有限的，当超过了限度，或是一种成分的体积急剧增加，以致来不及代偿时，就会导致颅内压增高。

颅腔内血液容积的变化，主要是动脉灌注增加和静脉回流减少，前者如高血压脑病，后者如静脉系统的血栓形成。脑组织体积的增加，主要由像脑内血肿那样的占位性病变和脑水肿造成，在急性脑血管病中多见于脑出血和大面积脑梗死。脑脊液体积的增加，可以因脑脊液产生过多，或脑脊液循环不畅，以及脑脊液重吸收障碍引起，如蛛网膜下腔出血后并发的脑积水。

颅内压增高最主要的症状是头痛和呕吐，用检眼镜可以看到眼底有视盘水肿。头痛、呕吐、视盘水肿常被称之为颅内压增高的三主征。颅内压增高时，病人可有不同程度的意识障碍，还可伴有烦躁不安、抽搐发作等。严重者出现生命体征改变，如血压升高、间断呼吸和体温忽高忽低等。颅内压增高对病人最大的威胁就是脑组织受到压迫，严重时可因脑疝形成，进一步压迫脑干而危及生命。

35. 脑动脉硬化与脑萎缩有什么联系？

健康人的大脑随着衰老会发生一系列退化性的改变，其中脑细胞数量减少是最鲜明的表现，在形态上就是大脑出现萎缩。这种脑萎缩是弥漫性的，以大脑皮质最明显。

人类的大脑皮质特别发达，虽然大脑体积比不上很多动物，但基于大脑表面发达的沟回（凹进去的称为沟，凸起的称为回），无形中扩大了大脑的表面积，而且神经细胞的密集程度也是其他动物所无法比及的。可是一旦大脑发生退化，随着神经细胞数量减少，就会出现脑回缩小及脑沟加深、加宽的改变。

大脑皮质主要由神经细胞构成，解剖断面上颜色发灰，故又称灰质皮质。大脑深部的实质主要由致密的神经纤维构成，解剖断面上除少数神经细胞聚集的灰质核团外，大部分区域颜色发白，称为白质。脑萎缩发生时不仅皮质萎缩，脑室也会扩大，即由于大脑白质也发生萎缩的缘故。所以脑室扩大本身也是脑萎缩的一种表现。

一方面，患有脑动脉硬化的病人，由于弥漫性的慢性脑缺血状态，使正常衰老过程中的脑细胞数量减少加速，于是皮质萎缩出现得更早、更快。另一方面，脑动脉硬化者的大脑深部常会有腔隙性脑梗死的发生，这些陆续出现的多发性缺血性病灶无疑会加速脑室扩大的过程。

应当指出的是，脑动脉硬化引起的脑萎缩是弥漫性的，即广泛、对称的皮质萎缩和脑室扩大。如果合并缺血性或出血性中风的发生，以后会发现缺血/出血病灶相邻部位脑萎缩明显，也就是脑梗死或脑出血之后所见到的局限性脑萎缩。

36. 何谓脑心综合证？

中风时，如脑出血、蛛网膜下腔出血，病损波及自主神经的高级中枢丘脑下部，导致神经体液障碍所引起的类似急性心肌损害、心肌缺血、心律失常、心力衰竭者称为脑心综合征。当脑部病变渐趋平稳或好转时，脑心综合征所致的心脏病损症状及心电图异常等也随之好转或消失。脑心综合征发生机制尚未完全明确，多数学者认为是病变累及丘脑下部和脑干的自主神经调节中枢所致，脱水剂的应用、食欲减退、离子紊乱等可能是诱发因素。

脑心综合征常以两种形式出现，一是先以中风起病，后出现心脏病损，即"脑-心"先后发生；二是中风与心脏病损同时或接近同时出现，即"脑-心"同时发生。由于中风时脑部症状多较严重，心脏病损症状不明显，或虽有轻微心悸、胸闷不适等症状，常不引起病人注意，易被掩盖。因此，脑心综合征时的心脏病损很容易被忽视，发生漏诊。

诊断脑心综合征，应排除中风发生前患有心脏器质性病变的病人，即中风与心脏病并存的情况。治疗中风时要及时发现、治疗心脏病症，即"脑-心"同治。

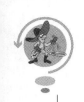

二

中风的临床表现与诊断

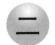

37. 中风有哪些常见症状？

中风包括脑血管堵塞引起的缺血性中风和脑血管破裂引起的出血性中风。中风起病一般都较急，通常能准确到哪一天、几点，甚至几分发病。由于脑血管堵塞或破裂可发生在任何一根脑血管，所以中风的临床表现可以多种多样，判断起来比较困难。但中风发作时也有其共同特点，一般会有以下临床症状。

（1）半身不遂（偏瘫）：是指一侧上、下肢，面肌和舌肌的运动障碍。程度有轻有重，可分为不完全瘫和完全瘫。不完全瘫又称轻瘫，可以扶杖行走。完全瘫也称全瘫，病人不能自己活动。

（2）偏身感觉异常：包括一侧身体的痛觉、温度觉减退，也可以是感觉过敏或感觉过度（也就是感觉灵敏度增加）或感觉异常（如麻木感）。

（3）口角歪斜：一侧口角歪斜、流口水或食物从口角流出，还可能影响闭眼及皱眉头等。

（4）言语不清：就像不懂中文的外国人到中国，听不懂、也说不明白，严重的中风病人干脆不能说话。一些病人表现为构音不清楚，说话有鼻音。

（5）头痛：是蛛网膜下腔出血的突出症状。大面积脑梗死合并颅内压增高时，也可出现头痛。短暂性脑缺血发作和脑梗死病人可以无头痛或轻微头痛。

（6）呕吐：常是伴随头痛一起出现的症状，也较常见。特别是出血性中风，主要由于颅内压升高所致，多为喷射状呕吐，是病情危重的预兆。

（7）眩晕：还多伴有呕吐（可以不是喷射状的）或耳鸣，是小脑或脑桥等部位病变的常见症状。

（8）抽搐：表现为四肢或一侧肢体抽搐。

（9）视觉障碍（看不见东西）：可出现偏盲，表现为看不见左侧或右侧的物体，累及颈内动脉时还可以表现为单眼失明。

（10）意识障碍（昏迷不醒）：60%～80%的脑出血病人可出现意识障碍，脑干出血和小脑出血意识障碍比较严重，脑室出血病人可迅速出现昏迷。蛛网膜下腔出血意识障碍程度较轻。脑梗死较少出现意识障碍，但大面积脑梗死多伴有意识障碍。此外，中风的常见临床症状还有走路不稳、饮水呛咳、吞咽困难、听力下降、记忆力减退、精神异常、情感障碍、尿便失禁等。

怎样才能更早识别中风呢？第一，微笑测试。让病人露齿微笑，如果面部扭曲不正常，就有问题。第二，举手测试。让病人闭眼，伸出双手臂平举，如果一只手老往下掉，则非常危险。第三，言语测试。学说一句完整的话，如果学不好，则有异常。这三个测试对早期发现面瘫、偏瘫及语言障碍有70%～80%的准确性，称为"辛辛那提院前中风量表"。该表由美国心脏学会、中风学会制定，可以帮助我们识别早期中风。

38. 中风"三偏"指的是什么？

中风"三偏"指的是偏瘫、偏身感觉障碍、偏盲三者同时出现的一组症状，是大脑半球的内囊部位病变所致。

（1）偏瘫：是指偏侧运动障碍。病人表现为病变对侧口角歪斜、肢体活动无力及伸舌偏。

（2）偏身感觉障碍：是指偏侧痛觉、温度觉及深感觉障碍，如针刺病灶对侧感觉不到疼痛，感觉不到冷热，感觉不到别人碰触等。

（3）偏盲：是指病灶对侧视野偏盲。表现为双眼均看不到左侧或右侧的东西。

 39. 偏瘫有男左女右之分吗？

生活中总能听到男左女右，无论是并肩走路，还是坐着照相，男的总要在左边，女的则常在右边。涉及疾病，凡有偏瘫，人们也都总是认为男的应该是左边瘫痪，女的则应该是右边，但实际上这是没有科学依据的。

就中风来说，半身不遂（偏瘫）是脑的出血性或缺血性损害引起的一种症状。从解剖上讲，主管人体两侧肢体运动的高级神经中枢分别位于大脑两侧半球额叶后部的皮质（运动区），而且是交叉支配的，即左大脑半球支配右侧肢体运动，右大脑半球支配左侧肢体运动（图2-1）。这种交叉支配是通过运动区神经细胞发出的神经纤维在脑干的延髓水平交叉至对侧，并在对侧脊髓下行支配对侧肢体来实现的。一侧大脑半球运动区的神经细胞或其发出的神经纤维在脑干交叉水平以上部位的损害，即会产生病变对侧肢体瘫痪的现象。由于大脑两半球脑血管的分布基本上是一样的，发生中风的机会大体相同，男女无异，所以无论男女，若发生半身不遂，左右均有可能。如果说男女有区别的话，只是男性中风的总发病率略高于女性罢了。那种认为半身不遂必定是男左女右的说法显然是不对的。

顺便说一下，一侧躯体的感觉（如皮肤的痛觉、触觉及对温度的感觉）也是经感觉神经纤维传导至对侧大脑半球的，所以一侧大脑半球的中风病变除了可以引起对侧偏瘫外，还常造成对侧半身麻木等感觉障碍。

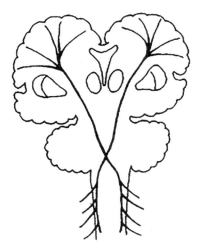

图 2-1 运动神经纤维的交叉支配

40. 为什么左侧中风而右侧偏瘫?

有的病人是右侧肢体瘫痪，可医生却说病人左脑出了问题；反之，有的病人是左侧肢体瘫痪，医生却说病人的右脑出了问题。经过头颅 CT 检查，往往证实医生的判断是对的。这是为什么呢？其实这是由神经交叉支配的特点所决定的。

人的延髓上有一"锥体交叉"，大脑、间脑、小脑和脑干下行的大部分运动神经纤维束，都在这里发生交叉，左侧的神经纤维束右行，右侧的左行。所以发生在锥体交叉以上的脑内病变，就可见到交叉支配的现象。例如，大脑左半球发生的神经纤维就可以支配右侧肢体和面舌肌的运动、感觉及营养等功能；而大脑右半球发出的神经纤维支配左侧肢体和面舌肌的运动、感觉及营养等功能。因此，如果一侧大脑半球发生缺血或出血等病变，对侧的身体就会表现出各种程度不同的功能障碍，最突出也最容易出现的症状就是偏瘫、面瘫和舌肌不灵活等。如果两侧的大脑半球都有病变，病人就可能出现双侧肢体瘫痪、双侧面瘫和整个舌体运动不灵活、说话不清等症状。

41. 偏瘫肢体为什么总是发僵？

偏瘫是中风常见的表现。在中风急性期，瘫痪肢体的肌力呈现不同程度的减退，严重者一点儿也不能动。此时别人若移动或屈伸病人的肢体，常会感到阻力较小，这称为肌张力减低。然而，随着病情的好转，肌张力就会逐渐增高。一般来说，肌张力增高开始是一种好现象，往往是肌力恢复的前奏。但是，若随后肢体肌力增高缓慢，肌张力的进一步增高就会限制肢体活动范围，甚至最后形成肢体挛缩，给进一步康复造成极大困难。

偏瘫恢复期的肌张力增高是一种普遍的现象，这也是病人为什么会感到肢体发僵，甚至形容肢体"像一根棍似的"的原因。大多数病人瘫痪的上肢因屈肌张力高而不易伸直，下肢则因伸肌张力高而不易弯曲，走路时即呈现下肢画圈状的步态。这种肌张力增高的程度因原来瘫痪程度的不同而有所区别，但均持续存在。肢体发僵的感觉往往早晨起来时较重，稍事活动后减轻；天冷或阴天时较重，天暖或晴天时较轻。在这种状况下，病人常以为是病情的波动或反复，实际上是肌张力增高限制了肢体活动范围的缘故。

为了减轻肌张力增高对肢体活动的影响，在瘫痪早期即应注意保持肢体功能位和进行肢体的被动运动，在恢复期尽早开始主动运动的锻炼。当主动运动尚不能达到关节活动应有的范围时，应以被动运动来补充。同时应当注意，无论被动运动或主动运动都要循序渐进，不宜勉强和过度。一时达不到的功能要求，不可强硬去达到。例如，关节伸不直时，不能生拉硬拽；下肢肌力不够时，不能生硬地把病人架起来拖着走，否则会造成肌肉和韧带的拉伤，甚至发生关节脱位。

病人自己能活动以后就比较好办了。在坚持按摩的同时，随着肌力的改善，可逐步增加各关节的活动范围，肌张力增高也就会逐渐有所减轻。当然，在这一过程中也要注意运动幅度和运动量的掌握，否则仍会造成运动损伤。此外，天气变化时要注意增减衣物，天冷季节可在室内活动。

对绝大多数肌张力增高的偏瘫病人来说，以上措施如运用得当并持之以恒，肢体发僵虽不一定能完全消失，但也可控制在一定程度。只有少数肌张力极度增高者需要医生给予药物等辅助治疗。不过有些药物的不良反应较大，应严格按照医生的指导使用。

42. 偏瘫时上肢和下肢不一样重是为什么？

我们注意观察可以发现，偏瘫的人只要偏瘫不完全，多数是上肢比较重，下肢则较轻；而且在康复的过程中，也是上肢恢复得慢，下肢恢复得相对较快，往往是下肢可以走路了，上肢（尤其是手）还不见怎么恢复。

就中风最常见的类型——脑梗死和脑出血来说，其病变部位多分布在大脑半球的大脑中动脉分布区。大脑中动脉的供血几乎囊括了额叶、顶叶及半球深部的基底节区，即运动皮质、感觉皮质及它们的传导纤维所在的区域（图 2-2），故大脑中动脉系统的中风病变容易造成对侧肢体的偏瘫和偏身感觉障碍。但是，支配下肢的运动和感觉皮质及它们的一部分传导纤维比较靠近大脑的中线，此区域同时还接受大脑前动脉的供血，故大脑中动脉系统的中风对下肢影响较小。即使颈内动脉闭塞，造成大脑中动脉和大脑前动脉同时缺血，大脑前动脉也会通过前交通动脉从对侧得到血液供应，故下肢瘫痪也相对较轻。

此外，在人类的进化中，逐渐复杂的劳动使得支配上肢的神经中枢越来越发达，神经细胞的分工也越来越细。在大脑的解剖上，支配上肢功能的区域比下肢区域要广，损伤的机会也就越大。再者进化越

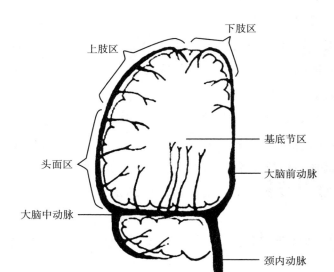

图 2-2　大脑半球供血及皮质代表区

晚、越复杂的功能一旦丧失，恢复起来也越不容易，例如偏瘫病人手的精细动作恢复就很慢。类似的情况还可见于言语功能的损害。

43. 为什么有的中风病人会出现半身不停地舞动？

中风病人可能出现半身不停地舞动。这种舞蹈样动作并不像演员在舞台上翩翩起舞那样给人以优美的感觉，而是一侧肢体毫无目的、无规律地运动，病人自己不能控制。通常上肢较重，头面部及下肢较轻，出现在肢体远端，精神紧张及情绪激动时加重，睡眠时消失。这是什么原因呢？

人体的运动一般是在大脑皮质的指挥下进行的，例如屈臂、握拳、抬腿、迈步等，都是在大脑皮质运动中枢的支配下，通过运动神经的传递，使不同部位骨骼肌群收缩来实现，这一套运动神经系统医学上称为锥体系统。此外，大脑皮质下的一组灰质核团——基底节，包括尾状核、壳核、苍白球、丘脑底核和黑质，这一区域控制人体运动调节功能，包括保持身体的姿势、控制运动的幅度、协调伸肌和屈肌的动作，以及维系肌肉的张力等。如果中风损害一侧基底节，就可以出现对侧舞蹈样动作。

44. 中风一定会瘫痪吗？

中风造成瘫痪几乎人人皆知，尤其是偏瘫更成了中风的代名词。实际上，引起瘫痪的疾病多种多样，偏瘫也不仅见于中风，如脑瘤、脑炎、脑外伤等也都可以出现偏瘫。

中风引起的肢体瘫痪虽以偏瘫多见，但也可以表现为单一肢体或四肢瘫痪，这与中风病灶累及脑的不同部位有关。由于病损程度和范围不同，瘫痪有轻有重，持续时间也不尽相同。如短暂性脑缺血发作（小中风），瘫痪可以很重，但短时间即可恢复；而有些脑梗死病人，瘫痪虽然不算太重，但长时间不易恢复，甚至终身留有后遗症。

尽管瘫痪是中风的常见症状，但不是唯一的表现，而且有的中风类型还多数没有瘫痪，如蛛网膜下腔出血就属于这种情况。即使脑出血或脑梗死，如果病变没有影响到运动神经中枢或运动神经传导通路，也不会造成瘫痪，当然会有其他的表现。例如，大脑枕叶的出血或梗死，如果体积不大，则仅仅引起视觉障碍或视野缺损，而没有瘫痪；再如，小脑半球的出血或梗死，如果没有造成脑干受压，也不会有瘫痪的表现，但可有肢体运动的共济失调和走路不稳。还有些部位的中风只有精神症状，如颞叶或丘脑某些部位的中风病变，会突然造成记忆障碍等精神异常。

总之，不要以为中风就一定会瘫痪，没有瘫痪就不是中风；也不要以为各种形式的瘫痪（包括偏瘫）就一定是中风。

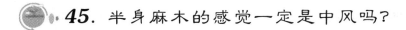

45. 半身麻木的感觉一定是中风吗？

麻木很多人都感受过，如胳膊或腿压麻的感觉，这是由于肢体的血管或神经受到较长时间的压迫所致，只要活动一会儿或揉一揉就能恢复。然而，造成半身这样广泛的麻木就不会是周围神经和血管受压所能引起的了，多半要从中枢神经找原因。

一侧大脑半球顶叶的感觉神经中枢及感觉传入神经通路上的病变可以引起对侧半身（包括头面部）的感觉障碍，这种感觉障碍包括了主观上的麻木和客观上的痛觉、触觉及温度觉障碍。中风病变常发生在大脑，当然可以产生半身麻木的症状。但是，中风病变又多见于大脑深部，如基底节区，这是感觉和运动神经的共同通路，因此半身麻木多与偏瘫一起出现。如果像腔隙性脑梗死那样较小的病灶只损伤了感觉传导通路，或是局限性病变只影响了顶叶的感觉皮质，当然也可以造成单纯的偏身感觉障碍。因此，年龄大的人如果突然出现半身麻木，无论是否伴有半身无力，也要想到中风的可能。

除了半身麻木以外，还有一种交叉性感觉障碍，即一侧头面部和对侧肢体、躯干的感觉障碍，通常由一侧脑干病变引起，也见于脑干中风。如果头面部没有麻木及其他脑神经损害的表现，单是颈部以下一侧身体的麻木，则很少见于中风，应当注意脊髓是不是有问题了。若是单一肢体麻木，更要想到的是周围神经和肢体血管的问题。当然，脑内很小的、只影响少数感觉神经纤维或感觉皮质细胞的中风病灶也会造成单一肢体麻木，就像影响少数运动纤维或运动皮质细胞的病灶造成单一肢体瘫痪一样，不过这种情况比较少见一些。

46. 口角歪斜一定是中风吗？

口角歪斜和偏瘫均可以是中风的症状，但如同偏瘫不一定都由中风引起，口角歪斜也不一定就是中风所致。口角歪斜除了常见于中风等脑部疾病外，也见于面神经炎等面神经本身病变，要注意识别。中风与面神经炎的鉴别点有以下几个方面。①年龄与既往病史：中风多发生于老年人，而且病人常有高血压、糖尿病或动脉硬化病史；面神经炎可发生在任何年龄，通常发生在受凉、吹风或病毒感染后。②面瘫表现：面瘫分为中枢性面瘫和周围性面瘫。中风引起的面瘫，多数为中枢性面瘫（即脑缺血或出血所致），也就是病变对侧眼裂以下表情肌瘫痪，表现为鼻唇沟变浅、露齿时口角下垂、鼓气和吹口哨漏气等，但可以皱额、蹙眉、闭眼；面神经炎引起的面瘫为周围性面瘫，也是周围性面瘫最常见的病因，是受损面神经同侧整个面部表情肌瘫痪，除了病变同侧眼裂以下表情肌瘫痪外，还表现为眼睑不能闭合、流泪、同侧面部表情肌动作均消失，病人闭眼时，常露出白色巩膜。③伴随症状：中风发病时可伴有头昏、恶心、呕吐、肢体偏瘫等；而面神经炎仅有耳后痛或下颌角不适，很少有头晕、恶心、呕吐，也不会出现偏瘫。

需要注意的是，周围性面瘫也偶然见于脑血管病，多半是一侧脑桥的中风病变，引起病变同侧的周围性面瘫和对侧的偏瘫。

47. 中风病人为什么突然"不能讲话"？

半数以上的中风病人突然"不能讲话"，表现为不会说话或说话不清楚或虽能说话自如，但答非所问且听不懂别人说话的意思等。医学上，将这些语言障碍分为失语症与构音障碍两大类。

（1）失语症：是指由于脑部病损导致丧失口语、文字表达和领悟能力的临床综合征，包括运动性失语、感觉性失语、混合性失语、命名性失语等，其中运动性失语最多见。①运动性失语：病人能听懂、能理解别人说的话，但不能说话或只能说一两个简单的字且不流利，即不能用言语表达出来自己的意思，就像"茶壶煮饺子，有话倒不出"。这种病人总是干着急，手势、眼神都用上，有时急得面红耳赤，也没表达清楚。常见于大脑优势半球额下回后部及岛盖区（Broca 区）的病变。②感觉性失语：与运动性失语相反，病人说话流利，但听不懂别人说话，因此表达内容不正常，答非所问，词句杂乱而不能被听懂。见于大脑优势半球颞上回后部（Wernick 区）的病变。③命名性失语：又称健忘性失语，以命名不能为主要特征，表现为找词困难，缺乏实质词，常描述不出代表物品功能的词。病灶大多在优势侧颞中回后部或颞枕结合区。

（2）构音障碍：是由于与言语有关的咽喉部肌肉麻痹、收缩力减弱或运动不协调所致的言语障碍。临床上表现为吐字不清，说话费力且有鼻音。除了脑干部位中风病变外，构音障碍还可见于其他神经科疾病，如重症肌无力、吉兰-巴雷综合征、运动神经元病等。

48. 中风为什么会有头痛的症状？

头痛很常见，虽令人痛苦万分，但头痛本身不是一种疾病，它只是许多不同疾病的一个症状。通常，我们可以把头痛看成一种信号或一个警告，提醒病人应该去看医生，也提醒医生要仔细地检查病人，看看哪些器官出了问题或有功能障碍。

头痛的产生多因颅内外对疼痛敏感的组织如脑内静脉、部分动脉、脑膜、某些脑神经、头皮、鼻腔和鼻旁窦的黏膜、外耳和中耳，受刺激引起。这些敏感结构如果受到炎症的刺激，肿瘤、脓肿、血肿的压迫，各种原因导致的牵拉等都可以引起头痛。

头痛可为中风的先兆症状之一，多半是由于血压的波动或血管舒缩障碍引起。中风发生时也常有头痛。脑血栓形成多因较大血管分支的缺血合并其他分支的扩张引起，其后还可因脑水肿对颅内痛觉敏感组织压迫所致。脑栓塞是由于突然的血管阻塞，加之梗死部位一般比较表浅，所以头痛也很常见。脑出血开始可有短暂性头痛，以后可因血肿和颅内压增高的压迫及破入蛛网膜下腔的血液对脑膜的刺激，使头痛变得持续。蛛网膜下腔出血从一开始就是脑膜刺激现象，因而是中风中头痛症状最突出者。但是，中风发生时不一定都有头痛症状。例如，腔隙性脑梗死和小量脑出血，因发生在脑深部的小血管分布区，病变范围也较局限，脑水肿和颅内压增高又不明显，因此头痛症状不突出，甚至全然没有头痛，有的人发病时仅有轻微头晕。

一般来说，中风是一个较快发生和发展的过程，所以中风时的头痛也就常常会伴有其他中风症状的出现，由此头痛作为中风的症状就不难判断了。但是，头痛又可以是中风的先兆症状之一，故老年人出现原因不明的头痛时，应当去医院检查。

49．中风病人在什么情况下会出现呕吐？

中风后不少病人会有呕吐的症状，有的还很厉害，甚至连"胆汁"都吐出来了。中风发生在脑部，怎么会引起胃肠道反应呢？

虽然呕吐可以来自胃部的刺激，比如吃东西不合适时可以恶心、呕吐。但是，呕吐又常常是一种神经反射性的症状，例如用手指刺激咽部可诱发呕吐反射。此外，包括中风在内的不少病理情况也会引起反射性呕吐。

中风时，若有头痛症状即可伴发呕吐。这种头痛可以因血管舒缩障碍、脑膜刺激或颅内压增高等原因引起。其中，蛛网膜下腔出血造成的脑膜刺激现象最为严重，也是中风中伴有头痛的呕吐症状最明显的一种类型。

中风时若有头晕，特别是有眩晕症状者也常伴发呕吐。这种情况多见于椎-基底动脉供血不足，由于脑干的前庭神经系统功能障碍所致，与内耳前庭器官病变所致的梅尼埃病症状极为相似，特点是眩晕伴呕吐，且与体位或头位变动有很大关系。

颅内压增高在重症中风病人中很常见，无论是脑出血、蛛网膜下腔出血，还是大面积脑梗死，都有可能引起脑水肿和颅内压增高。颅内压增高时除头痛症状外，也常伴有呕吐，严重者还会出现意识障碍。

一般来说，缺血性中风的呕吐症状相对较少，但在椎-基底动脉系统缺血时可以很明显，在脑栓塞和大面积脑梗死时也可以出现。蛛网膜下腔出血时，呕吐多与严重的头痛伴发，脑出血时频繁地呕吐常与意识障碍并存。

中风时，就呕吐症状来说，轻者仅呕吐 1~2 次胃内容物，重者呕吐频繁，吐完胃内容物接着吐胃液。还有些重症病人在剧烈呕吐的同时还伴有消化道出血，这种情况多见于重症脑出血。

50. 眩晕、呕吐一定是中风引起的吗？

引起眩晕、呕吐的疾病有很多，如脑干缺血、梅尼埃病、颈椎病等，都会出现这样的症状。

在老年人中，引起眩晕、呕吐最多见的疾病是椎-基底动脉供血不足所导致的脑干缺血。椎-基底动脉是脑的重要供血动脉，当各种原因使其血流量下降时，就出现相应的脑缺血症状，如眩晕、头痛、走路不稳、恶心、呕吐、听力下降、视物模糊、肢体麻木等。基本病因仍为动脉硬化，或者合并有高血压及颈椎病。动脉硬化本身造成了动脉管腔的狭窄，且可因微栓塞机制发生小中风。高血压不仅促进动脉硬化的发展，还容易伴发动脉痉挛。另外，老年人多有颈椎骨质增生，由于椎动脉在各个颈椎横突孔中穿过上行，在颈椎病的作用下更容易形成狭窄和扭曲，特别是在仰头或转颈时，常可突然引起椎动脉缺血。椎-基底动脉缺血时，眩晕常为首发症状，常伴有恶心、呕吐，病人不敢转头、翻身，甚至不敢睁眼，否则眩晕会加重。此外，有的病人还可出现一过性黑矇，或感到后枕部疼痛，以及走路不稳、肢体瘫痪或不同程度的意识障碍。有的病人在转头时突然两眼一黑（一过性黑矇）、双腿一软就摔倒了，很快即能恢复，这种情况实际上也是一次短暂性脑缺血发作，应引起注意。除头部运动诱发以外，椎－基底动脉供血不足更多是在夜间翻身或早晨起床时发生，这是由于夜间血压偏低、血流缓慢或体位变动时血流动力学障碍等附加因素所致。

梅尼埃病又称内耳眩晕病，是一种由于内耳迷路动脉痉挛导致的迷路水肿，或是内耳迷路的炎症所引起的病症。好发于中年人，主要表现为发作性眩晕，伴有恶心、呕吐及耳鸣等症状，屡次发作后，听力可逐渐减退。

颈椎病尤其是病程较长的颈椎病，可引起椎动脉缺血，导致脑一过性缺血的发生。椎动脉由锁骨下动脉发出，左右各一，向斜后方进入第6颈椎的横突孔，然后沿颈椎的横突孔几乎垂直上行，离开颈椎后，继续上行，在脑桥和延髓的交界处，汇合成基底动脉（图2-3），最后分为两条大脑后动脉，主要供应大脑半球后2/5部分、丘脑、脑干和小脑的血液。颈椎的异常对椎动脉的供血影响最大。国外统计约70%的颈椎病伴有椎动脉缺血的症状。

椎动脉型颈椎病病人年龄多在45岁以上，以50~60岁多见。随着年龄增长有上升趋势，症状也随年龄增长而加重。发生原因有以下几种。①颈椎间盘退行性变，椎间隙变窄及由于椎动脉长期反复受牵拉和动脉硬化，椎动脉长度增加造成颈椎相对变短，以致椎动脉和颈椎的正常关系破坏，造成椎动脉扭曲、延长，血流变慢。②颈椎骨赘增生，以第5、6颈椎最常见。横突孔骨折外伤，颈肋或第7颈椎横突肥大，颈周围软组织创伤、增生、瘢痕压迫也可使椎动脉受压，血流缓慢。③椎动脉本身的病变：如左右发育不对称、血管扭曲、动脉硬化性狭窄及动脉炎。④颈交感神经受到刺激造成的继发性椎动脉痉挛。所以，颈椎病常会影响脑的血液供应，引起或加重眩晕。

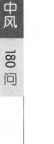

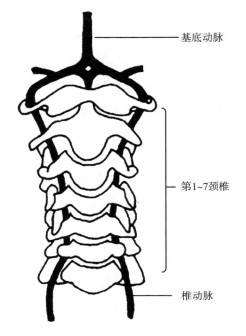

基底动脉

第1~7颈椎

椎动脉

图 2-3　椎动脉与颈椎的关系

　　因此，当老年人突然出现眩晕、呕吐等症状时，一定要重视起来，不要只是自行吃点药或休息一下就好了。即使症状自然缓解，也要及时到医院去诊治。另外，老年人频繁呕吐，且不能进食，很容易发生脱水及电解质紊乱，会使病情加重或反复发作。

51. 为什么一些中风病人会出现"抽风"？

　　中风病人出现的"抽风"，实际上就是临床上的癫痫。癫痫是一种由于脑细胞突然异常放电引起的反复发作的短暂性大脑功能失调性疾病。癫痫主要有两大类型，无明显病因的是特发性癫痫，有明确病因的是继发性癫痫。癫痫有各种各样的表现形式，例如全身抽搐伴意识丧失的癫痫大发作，俗称"羊癫风"；以身体局部抽搐为表现的局灶性癫痫；发作性精神行为异常为特征的精神运动性癫痫；还有以失神（愣神）为主要症状的癫痫小发作……无论何种形式，癫痫均以突然发作、突然终止为特征。大多数病人的反复发作只保持一种固定的形式，少数可有两种以上形式的发作。

中风引起癫痫的机制：①脑梗死或脑出血造成病灶局部组织缺血、缺氧，脑血管痉挛，局部脑组织水肿，颅内压增高；②血液直接机械刺激；③病灶处血脑屏障破坏，局部神经元受血液内兴奋性物质的影响而引起神经元异常放电。

中风病人出现的癫痫为继发性癫痫，发生率为 4.3%～42.8%，以女性多见。中风后是否继发癫痫与中风类型及病灶部位有关。蛛网膜下腔出血（SAH）并发癫痫者最多，可达 53%，脑出血为 4.6%～15.0%，脑梗死为 14% 左右。病灶波及皮质，尤其是皮质病变累及一个脑叶以上者更易发生。而脑水肿、低钾离子紊乱、各种感染、睡眠不好等常是中风后继发癫痫的诱因。

中风病人的癫痫发作形式以局灶性癫痫和癫痫大发作多见。前者于发作时常表现为大脑病变对侧的半身抽搐，神志多清楚；后者则为全身性抽搐，意识大部分都丧失。抽搐呈发作性，历时数分钟，但可反复发作，其间隔时间没有什么规律性。有的病人癫痫连续不止，大发作的病人意识也不见恢复，称为癫痫持续状态。中风病人以局灶性癫痫持续状态多见，这是一种很难控制的症状。

52. 中风后继发癫痫有哪些类型？

中风后继发癫痫的类型不同，治疗方法与预后也有所不同。中风后继发癫痫有两种分类方法。

（1）根据癫痫的发病机制、临床表现分类

1）全面性强直-阵挛发作：俗称"羊癫风"，又称全面性发作，过去称"大发作"。发作时病人意识不清，双眼球向上方或侧方凝视、面色青紫、四肢抽搐、口吐白沫，有的病人还伴有尿裤子、咬破舌头等。半数病人有先兆，如头晕、精神错乱、上腹部不适、视力障碍、听觉障碍和嗅觉障碍，历时数分钟后意识逐渐恢复。

2）单纯部分运动性发作：常局限在身体某一部位，如一侧口角、手指或足趾或上肢，有时也仅表现在下肢，时间多在数秒至数十秒间，不伴有意识丧失。

（2）根据癫痫出现的时间不同分类

1）早发性癫痫：即癫痫发生于中风急性期，主要由缺血、缺氧及脑水肿所致，随着脑缺血及水肿的改善，癫痫可能逐渐消失。

2）迟发性癫痫：癫痫发生于中风恢复期及后遗症期。主要由中风后残留病灶引起，由于病灶不会消失，抽搐多反复发作。

早发性癫痫病人出现迟发性癫痫的危险性约占32%，远比早期无癫痫发作者（10%）高。

53. 突然看不见或看不清是中风了吗？

突然看不见或看不清东西等视力障碍有可能患有中风。眼睛看不见东西或视物模糊时，人们总以为是眼睛出了问题。诚然，眼睛是视觉器官，但视觉的感受还需要完整的视觉传入神经通路和大脑的视觉中枢——枕叶皮质。老年人易患高血压、糖尿病、动脉硬化症等血管性疾病，如果在此基础上供应眼部的脑动脉发生出血或血栓形成，即可引起短暂性或持久性的视力减退或丧失等症状；供应枕叶脑部的动脉发生出血或血栓形成，表现为看不见左侧或右侧的物体，即偏盲。当然，如果动脉缺血是暂时的，单眼失明的症状即可以为一过性的。

突然双眼失明在中风病人中是一种少见的情况，多半是基底动脉缺血的症状。基底动脉末端分出左右两条大脑后动脉，主要负责两侧枕叶的供血。当基底动脉主干的狭窄引起两侧枕叶缺血时，即会发生双眼失明。暂时性双眼失明往往只是基底动脉短暂性脑缺血发作的表现之一，同时还可能伴随头晕、意识障碍等其他症状。然而，若是短暂性缺血发作反复发生，就有可能出现两侧大脑后动脉的严重缺血，甚至闭塞，导致比较持久的双眼视觉缺失，这种情况在医学上称为皮质盲。

除中风外，视力障碍还可见于：①眼部本身疾病引起的视神经损伤；②颅内占位性病变，如垂体瘤压迫视神经；③脱髓鞘性病变，如视神经脊髓炎、多发性硬化等，要注意鉴别。

54. 球麻痹是怎么回事儿？

球麻痹是常见的咽喉肌和舌肌麻痹综合征，临床上主要表现为饮水及进食呛咳、吞咽困难、构音障碍等，有时需鼻饲维持营养以避免发生吸入性肺炎等并发症。

临床上经常见到医生将某些中风伴有言语和吞咽障碍的病人诊断为"球麻痹"，而将另一些有类似症状的病人却诊断为"假性球麻痹"。那么到底什么是"球麻痹"和"假性球麻痹"呢？

球麻痹分为真性球麻痹和假性球麻痹、肌源性球麻痹三种。中风、运动神经元病等疾病，既可引起真性球麻痹，也可引起假性球麻痹。真性球麻痹又称延髓麻痹，是因延髓内的运动神经核团（疑核），或来自延髓的脑神经（包括舌咽神经、迷走神经和舌下神经）病变而导致的临床综合征。而病变累及脑桥或脑桥以上的双侧皮质或皮质延髓束损伤，延髓内运动神经核失去上部神经支配而出现的球麻痹，称为假性球麻痹。肌源性球麻痹常见于重症肌无力、多发性肌炎和皮肌炎等。

中风引起的真性球麻痹多为首次发病，主要表现为饮水及进食呛咳、吞咽困难和构音障碍等，常伴有舌肌纤颤及萎缩；而假性球麻痹多有2次或多次中风病史，常伴有言语困难、发声困难、进食困难，表情淡漠或傻哭傻笑（强哭强笑）等情感障碍，CT检查显示多发性脑梗死。

无论是真性球麻痹，还是假性球麻痹，都可以造成严重的后果。吞咽时呛咳可使食物进入气管或肺部，引起窒息或肺部感染；病人不能吞咽，就不能保证足够的进食，造成营养不良，抵抗力下降。所以，对这样的病人要加强护理。临床上，有时需鼻饲维持营养以避免吸入性肺炎等并发症。临床诊断时应注意将两者相鉴别。鉴别的意义在于它们的预后不完全一样，假球麻痹治疗效果稍好一些。

55. 为什么中风病人会出现吞咽困难和呛咳？

正常人进食时，首先要将食物在口腔内进行充分咀嚼并混以唾液，然后由舌将其推向咽部，在软腭和咽部肌肉的作用下完成吞咽动作，使食物进入食管。而中风病人由于可产生一侧或双侧口唇和面颊部肌肉的瘫痪及一侧或双侧舌肌的麻痹，造成食物在口腔内不能充分咀嚼，部分食物在齿颊间存留，有时还顺着嘴角流出。吞咽时由于舌肌运动障碍，加上一侧或双侧软腭及咽部肌肉的麻痹，因而产生吞咽困难的症状。

人的咽喉是很复杂的，既要接受经口腔的食物进入食管，又要接受经鼻腔的空气进入气管，食物与空气在此共用一腔。吞咽是一整套需要配合完好的动作，既要让食物下行，又要保证其不能进入鼻腔和气管。具体地说，就是吞咽时软腭上提，封闭鼻咽腔，并将食物送入口咽部；由于提咽动作，喉口被一个称为会厌的活瓣封闭，食物即顺利通过了喉咽部进入食管。软腭和咽部肌肉麻痹的病人，不仅食物难以咽下，而且各组肌肉的不协调还会造成鼻咽腔和喉口封闭不良，食物有可能进入鼻腔和气管，因此出现呛咳表现。

一般来说，双侧软腭和咽肌麻痹时的吞咽困难较单侧麻痹者重；脑干（特别是延髓）病变引起的吞咽困难较大脑病变引起者重，而且无论轻重，都可伴有构音障碍。

吞咽困难和呛咳可不是小事，轻者虽可勉强进食，但仍有少量残渣或口鼻分泌物进入气管，引起肺部感染，即吸入性肺炎；重者可因食物团块误入气道，而造成窒息死亡。

56. 为什么中风病人会打嗝？

打嗝又称为呃逆，是中风较易出现的症状之一，多见于脑干缺血性中风，特别是延髓和脑桥病变，也可因中风合并电解质紊乱、胃肠功能紊乱等引起。中风病人发病即出现呃逆者多为延髓受累，出现顽固性呃逆是病情危重的标志之一。

中风病人的打嗝和我们平常吃饱后打的"饱嗝"不一样，却与"喝凉风"后不停地打嗝相似。打嗝（呃逆）是由于胸腔与腹腔分界处的膈肌发生节律性的收缩引起。在膈肌发生强烈收缩的同时，还常伴随咽喉肌的痉挛，于是不仅产生腹部随膈肌收缩的抽动，还会因肺部气体被压出经过喉头发出声音。

有时呃逆不止，医生用任何方法都不能奏效；或者暂时有效，稍停又发，这称为顽固性呃逆。顽固性呃逆是病情危重的标志之一，多见于脑干梗死的病人，也见于脑出血或大面积脑梗死伴发脑水肿并引起颅内压增高造成脑干受压的病人。这是因为脑干的病理性刺激通过某种神经通路引起膈肌和喉头痉挛的缘故。由于小脑靠近脑干，小脑出血或梗死并发水肿容易压迫脑干，所以小脑出血或梗死有时也会像脑干梗死一样出现呃逆症状较早。大脑半球中风病变发生呃逆则多为病情加重的表现。

胃部刺激可以反射性引起呃逆，所以中风病人发生消化道出血时也常见呃逆症状。在这种情况下，频繁地呃逆反过来又会加重消化道出血，于是两种症状都不好控制。

总之，不管有无消化道出血，顽固性呃逆在中风急性期都代表病情较重。因脑干受压引起的呃逆随着病情好转可以消失，然而脑干梗死病人的呃逆症状有时会长期存在。

57. 短时间失去记忆是中风吗？

短时间失去记忆也称短暂性全面遗忘症（TGA），有学者称之为一过性全遗忘。大多学者认为 TGA 是短暂性脑缺血发作（TIA）的一种类型。也有学者认为，TGA 是一种独立疾病，常见的诱因为身心疲劳、过度紧张、兴奋、冷水浴、性交、骑车等，预后通常良好。

TGA 的诊断标准是：①突然发病，一过性记忆丧失，不超过24 小时；②以反复提问和遗忘为主症，自知能力、行为动作正常；③不伴有其他神经症状和体征；④发病后病人完全恢复记忆力，唯独发作期间经历不能想起，而除了这段空白记忆之外，之前及以后的记忆都是正常的，形成一个"记忆空洞"；⑤头颅 CT 等辅助检查多无局部"缺血"证据。

治疗以增加记忆功能与脑血流为主，可服用银杏叶等药物。病人应注意控制血压、血糖、血脂、尿酸、体重，避免劳累、紧张，适当地参加运动与社会活动。

58. 突发精神异常会是中风吗？

中风病人可以表现为突发精神异常。

大家都知道，中风可以表现为突然不能说话、突发偏瘫不能走路、突然视力障碍等。但有些病变位于额叶等部位的中风病人，却以突发精神症状为主要表现。病人表现为突然大喊大叫，哭闹不止，甚至打人骂人，有时被误认为"精神病"而送进精神病院。故临床上遇到突发精神异常的中老年病人，又有中风危险因素时，要想到有中风的可能，应在镇静药的配合下做头颅 CT 和/或磁共振检查以明确诊断。

 59. 中风病人"傻哭傻笑"是怎么回事儿？

有的中风病人在恢复期会出现傻哭或傻笑的症状，往往见于两侧大脑半球都发生过中风的病人，如多发性脑梗死。此外，脑动脉硬化进展到晚期也可以出现这种现象。

"傻哭傻笑"临床术语称为强哭强笑，是指发作性的、无法控制的、与所处情境或诱发因素不符的哭和/或笑现象。这类病人往往在见到熟人或触及内心体验时，哭起来或笑起来没完。有时我们看似不值得动情的事情，也会引起病人的哭或笑。甚至在没有任何外部诱因的情况下，病人就莫名其妙地哭或笑起来。

人类情感是精神活动的一部分，哭与笑是表达情感最原始的动作。当大脑两侧半球支配表情运动的中枢或神经纤维受到损害时，哭与笑的运动失控，表情动作不协调。因此，情感触发的表情运动不仅显得过度，而且不自然。其表现就是哭笑不易控制，哭笑时的表情似哭非哭、似笑非笑，有时哭笑的表达与情感体验显得不一致。此外，这类病人由于两侧大脑运动神经受累，可以合并有四肢运动障碍、构音不清、吞咽困难、呛咳的症状。病人在哭笑时，口内若有食物则容易发生呛咳；哭笑时的过度呼吸还会诱发呃逆。

对中风病人来说，经过较长时间的恢复期，有些病人的"傻哭傻笑"症状可以有所缓解。但是脑动脉硬化等有进行性大脑弥漫性损害的病人，这种症状和其他神经精神症状一样，都不大容易好转。

60. 为什么中风病人容易并发肺炎/肺部感染？

肺炎/肺部感染是中风病人最常见的并发症。我国缺血性中风和出血性中风病人合并肺炎/肺部感染的百分比分别为 10.1% 和 31.4%，均居所有中风相关并发症的首位。中风病人肺和呼吸道血管功能紊乱，肺水肿、淤血；较长时间翻身，肺部分泌物坠积；以及呕吐物误吸入气管等，都会发生肺部感染。

高龄是中风后呼吸系统感染的危险因素，对于老年人而言，全身各器官系统的功能和结构都在衰退，呼吸系统也不例外，无论是鼻、咽、喉等上呼吸道的防御功能，还是支气管、肺泡的通气和换气功能，都有不同程度地减退。尤其是原来就有慢性支气管炎、哮喘或肺气肿的老年人，以及长期吸烟者，其呼吸系统的病理状态就已经制造了感染的温床。即便是呼吸系统健康的人，中风后一旦卧床，换气功能也会减低，特别是背部受压，妨碍了肺底部的通气，如有痰液也不易咳出，因此在不同程度上提高了感染的风险。当然，卧床后机体抵抗力下降也是一个重要因素。

中风后发生肺部感染较多见于昏迷的病人。昏迷时，病人吞咽功能减退或丧失，口腔或鼻腔的分泌物大量流入气道。同时，由于咳嗽反射的减退或消失，分泌物便不能从气道排出。口鼻分泌物是带细菌的，可因其吸入而发生肺部感染，这称为吸入性肺炎。

两侧大脑半球的多发性梗死或脑干部位、特别是延髓的梗死，可有不同程度的软腭麻痹。由于软腭麻痹，吞咽发呛，食物、水或口鼻分泌物可能会呛入气道，造成吸入感染的机会。只要软腭麻痹不恢复，吸入性感染的机会就一直存在，有的病人因此反复发生吸入性肺炎。如若吸入食物还有引起窒息的危险。

61. 中风病人发热预示着什么？

发热是中风常见的症状之一。出血性中风病人中有 80%~90% 合并发热，缺血性中风中有 21%~40% 合并发热。有的病人发热出现得早，有的出现得晚；有人突然高热，也有人渐起发热，还有人表现为持续高热或低热不退。中风病人常见以下几种类型发热。

（1）吸收热：多见于出血性中风早期。一般认为是血液被机体吸收所致。病人体温升高多不明显，一般在 38.5℃ 以下，大多在 37~38℃。这种发热不需要处理，随着出血逐渐吸收，发热可逐渐消失。

（2）中枢性高热：多见于出血性中风及大面积脑梗死病人，由于中风影响了脑干体温调节中枢所致。其特点是中风后病人很快出现持续高热，体温可达到 40~41℃，无感染证据，不伴有寒战，脉搏不快，皮肤干燥，不出汗，躯干体温较四肢温度高，且可出现肢体温度随气温变化而有波动等现象，退热药无效。中枢性高热提示预后不良，多是临终前的一种表现。

（3）继发感染发热：最多见，如继发肺炎、泌尿系感染、压疮等。表现为中风后体温逐渐升高，或在中风症状渐趋稳定后出现体温升高，体温的高低多与感染的轻重相当。同时伴白细胞升高及感染的其他表现，是中风病人死亡的主要原因之一，要及时处理。

62. 哪些中风病人会出现昏迷？

每个人都有意识活动，正常人神志清晰，反应灵敏，言语表达清楚。意识障碍的人依据程度不同分别表现为嗜睡、昏睡、昏迷。嗜睡即总是昏昏欲睡，大声呼喊可唤醒，醒后尚能回答问题；昏睡为病人整天处于睡眠状态，较强刺激才能唤醒，但不能完全清醒，没有刺激很快又入睡。昏迷是最严重的意识障碍，此时病人神志已完全不清楚，不能唤醒。

从脑结构的损伤来看，若是大脑皮质的广泛性损害，或是大脑中线部位的结构——丘脑和丘脑下部的明显损伤，以及脑干的严重受累，都会导致昏迷的发生。所以，中风病变直接或间接造成以上结构损伤者，即可以发生昏迷。

以下中风病人易出现昏迷：①大脑半球中等量以上出血（>30ml）及大面积梗死；②脑干出血或梗死；③小脑10ml以上出血及面积较大的梗死；④大量脑室出血或脑室内充满血液；⑤大量蛛网膜下腔出血。

总之，中风病人发病后无论是立即发生还是逐渐进入昏迷状态，都代表病情严重，说明病变可能是广泛的，或者是进展加重的，或者是累及到大脑的重要部位。此外，如果中风经治疗稳定后，某些并发症也会导致病人昏迷，如合并严重肺部感染、心功能不全、上消化道出血、重度离子紊乱、肝肾功能严重异常等情况时，也会有昏迷的可能，应注意识别。

63. 如何判断中风病人昏迷程度？

昏迷的程度有深有浅，从轻到重来说可分为浅昏迷、中度昏迷和深昏迷。浅昏迷时，肢体还有自发动作，对疼痛刺激也有躲避反应，各种生理性反射活动（如吞咽、咳嗽、喷嚏反射）依然保存，而且生命体征一般没有变化。中度昏迷时，自发动作减少，需强烈的疼痛刺激才有些许躲避反应，生理性反射活动均减弱，但生命体征尚无改变。深昏迷时，自发动作消失，全身肌肉松弛，对任何刺激均没有反应，生理反射活动也完全消失，而且生命体征常会出现改变。

昏迷是一种严重的意识障碍。对处于昏迷状态的中风病人进行严密观察，包括生命体征的监测是极其重要的，因为这不仅是判断病情的需要，而且是采取及时有效的抢救措施所必需的。如果发展到深昏迷，对中风病人来说往往预示脑干功能严重受损，是病情发展至终末期的表现，一般很少可以挽救。

 64. 中风病人为什么要监测生命体证？

医学上生命四大体征包括呼吸、体温、脉搏和血压。临床上，呼吸、脉搏和血压的存在代表一个人处于存活状态。如果呼吸停止，没有脉搏，血压为零，那么这个人可能是濒于死亡或是已经死亡了。人体的各种功能都有神经系统参与调节，呼吸、脉搏和血压也不例外。在脑干的延髓部位存在着管理呼吸、心跳和血管收缩与舒张的神经中枢，即呼吸中枢和循环中枢。如这些中枢在各种病理性因素的影响下发生功能衰竭，即可导致中枢性呼吸和循环衰竭的发生。

中风病人因颅内病变引起呼吸、循环衰竭见于两种情况。一种是延髓的中风病变对呼吸和循环中枢的直接损害，不过这种情况比较少见。另一种是较远部位（如大脑半球）或邻近部位（如小脑和脑桥）的中风病变通过脑水肿及颅内压增高的机制对延髓构成压迫。

当脑出血或大面积脑梗死引起颅内压增高时，病人除了意识障碍可能加重外，呼吸常会变得深慢，脉搏减缓且搏动有力，血压往往进一步升高。然而，当发生呼吸、循环衰竭时，病人大多已陷入深昏迷；呼吸变浅，而且节律不规则，甚至出现暂停现象；脉搏跳动细速，可有间歇；血压逐渐下降，直至最后呼吸停止、脉搏消失、血压测不到。此时，医生可通过心电图检查等方法判断病人是否死亡。与此同时，医生也会及时采取抢救措施。

 65. 中风后昏迷的病人能醒来吗？

昏迷的发生是由于大脑的结构性损害，包括大脑皮质的广泛性损伤，大脑中线部位结构的受累，以及脑干的损害等所致。中风很少有造成大脑广泛性损害的情况，多半是一侧大脑的中风合并脑水肿和颅内压增高，造成中线结构或脑干的受压，而产生不同程度的昏迷。这种昏迷一般是可逆的，也就是随着大脑半球病变得到控制，脑水肿和颅内压增高缓解，对大脑中线结构和脑干的压迫解除，病人可以从昏迷状态醒过来。

如果脑干因脑疝压迫时间过长，造成脑干的持久性损伤，或是脑干本身发生的中风，有时可以使病人长时间处于昏迷状态。然而，只要是不完全的脑干损伤，病人均有可能渐渐醒来。

在少数情况下，两侧大脑半球同时发生中风，如多发性脑梗死；或者是原先有过一侧大脑半球的中风，现在又发生另一侧大脑半球的中风，也都容易出现昏迷，虽然程度不一定很深，但持续时间可以较长。在这种情况下，只要脑干结构完整，病人同样可以逐渐醒来。除非有明显的脑水肿或颅内压增高，甚至形成脑疝，造成脑干的持久性损伤，则另当别论。

66. 中风昏迷后醒来会成为"植物人"吗？

清醒的意识状态应是对外界环境和自身状况均有完整的反应和判断能力，这种状态有赖于大脑和脑干的结构与功能的完整。脑干中有一种神经结构称为网状结构，它是保持人的醒觉状态所必需的。一般来说，只要网状结构完整，昏迷的病人就有可能醒来。

由于大脑皮质功能的严重损害，导致不可逆的意识活动丧失，但皮质下中枢可维持自主呼吸和心跳，这种状态称为植物状态（PVS），处于此种状态的病人称为"植物人"。植物状态与昏迷一样，对刺激无有意义的反应，不能接受与表达语言，与他人没有互动。但植物状态有睡眠觉醒周期，呼吸正常，可皱眉、打哈欠等，一些人能存活若干年。

无论哪种情况引起的中风病人昏迷，多提示预后不佳。但经积极治疗，存活下来的病人大多昏迷程度减轻或清醒过来，可能有一小部分病人成为"植物人"。

目前对植物状态尚缺乏有效的治疗手段，主要是针对病因治疗和一般性治疗，包括维持呼吸循环功能、保证水与电解质平衡及营养供应，应用调整脑代谢药物，以及声光、电刺激、高压氧等治疗。

 67. 闭锁状态和植物状态有什么区别？

少数中风病人在病情稳定好转后会遗留一种特殊的状态——闭锁状态或闭锁综合征，表现为不能说话、不能进食，四肢也不能动，可是意识是清醒的，能够听清别人的问话，但只能用睁眼或闭眼来表示自己肯定或否定的回答。其与植物状态的本质区别在于，闭锁状态病人有意识活动，而且意识活动还相当完整，甚至与常人无异，而处于植物状态的病人往往没有自主意识或意识较浅。

闭锁状态多见于基底动脉系统的缺血性中风遗留脑桥基底部双侧的梗死性病变时，由于脑干背侧部的网状结构保留完好，加上大脑没有损害，所以病人不但意识清醒，还有完整的意识活动。同时，由于感觉传入神经通路在脑干背侧部走行，所以感觉正常。病人看得见，听得着，身体的不舒服也都能感觉到。只是由于脑干腹侧部的运动传出神经通路完全阻断，大脑对运动系统的命令不能下达，因此病人不能讲话，不能吞咽，四肢也不能动。他（她）们心里相当明白，但不能用言语、文字或手势来表达自己的意思，因此非常痛苦。由于思维和情感都存在，当见到熟人或听到周围人谈论自己的病情时常会伤心流泪。根据这种神经解通路的损害特征，有的医学家还把闭锁状态称为去传出状态。

68. 为什么中风后会出现痴呆？

痴呆是指大脑功能衰退，特别是与智力有关的功能衰退。痴呆通常包括记忆力减退、认知力下降、情绪与行为异常等一系列症状与体征，并且持续数月或半年以上。血管性痴呆、阿尔茨海默病及两者并存的混合性痴呆是临床上最常见、发生率最高的痴呆。

中风后，如果损伤了大脑的特定部位，如额叶、颞叶及边缘系统，临床上就可能会出现痴呆的表现。一次急性中风并不是引起血管性痴呆的唯一因素，还与病人的年龄、高血压、动脉硬化及糖尿病病史、中风发生的次数和部位及病人的文化程度等有关。中风所致的痴呆为血管性痴呆。

中风后痴呆的病人可以表现为反应迟钝、记忆力下降，特别是对近期发生的事情忘性大，如能回忆起年轻时曾工作和生活过的地方，以及那个时候的朋友，却想不起昨天晚上吃的什么。病人的计算力下降，出去买菜不会算账；注意力不能集中。病人还会出现精神方面的症状，如表情淡漠、焦虑、不爱说话、抑郁或者欣快，以及幻觉、妄想、哭笑无常等。病人不能胜任以往熟悉的工作和进行正常交往，以致外出迷路，穿错衣裤，最终生活不能自理，甚至连亲朋好友都不认识。

如果发现病人有上述情况出现，应该及时带病人就诊。虽然目前尚没有治疗血管性痴呆非常有效且能普及的药物，但可以在医生的指导下更好地对中风的危险因素进行干预，重视精神卫生，养成良好的生活习惯，注意修身养性，以延缓痴呆的发生和发展。

69. 中风后会抑郁吗？

中风后抑郁是中风常见的精神并发症之一。临床上主要表现为情绪低落、兴趣缺乏、自责、食欲减退、早醒等，严重者可能会产生轻生念头，如不及时防范，部分病人可能导致自杀的后果。我国中风后抑郁的发生率很高，有 40%～50% 甚至更多的中风病人在中风后有抑郁的体验，这就意味着每 10 个中风病人中有 5 个会患上抑郁症。中风后抑郁多发生在中风后 2 个月至 1 年。

　　一般中风后情绪低落持续 2 周以上，且伴有以下症状中的四项者，就考虑有中风后抑郁（PSD）的可能。中风后抑郁的症状包括：①对日常生活丧失兴趣，无愉快感；②精力明显减退，有原因不明的持续疲劳；③精神运动性迟滞或易激惹；④自我评价过低，有自责及内疚感；⑤自觉思考能力显著下降；⑥反复出现自杀的念头，或有自杀行为；⑦失眠、早醒或睡眠过多；⑧食欲减退或体重明显减轻；⑨性欲明显减退。

　　由于大众对抑郁症的偏见，如认为抑郁症不是病或患了抑郁症不体面等，致使一些患抑郁症的病人不愿意就诊，而导致漏诊。以中风为背景的抑郁症病人发生漏诊的情况就更多见了。因此，中风病人要关注心理健康，有抑郁倾向者要及时就诊、及时治疗。

70. 中风会导致高血压吗？

　　高血压是中风的危险性因素之一，高血压是原因，中风是后果，血压与中风的发病率及病死率成正比。高血压会使血管的张力升高，也就是使血管"紧绷"，时间长了，血管壁的弹力纤维就会断裂，造成血管壁的损伤，容易使血液中的脂质物质渗透到血管壁内膜中，使脑动脉失去弹性，动脉内膜受到损伤，形成动脉硬化、管腔变窄。而脑动脉的外膜与中层本身就比身体其他部位动脉的外膜与中层要薄。在脑动脉发生病变的基础上，当病人的血压骤然升高时，就很容易引起中风。

　　很多中风病人发病之前患有高血压，有些病人的高血压病史可能还很长，因此多数能被病人自己或亲友知道。少数有高血压的病人因为症状很轻，或不爱看病，有了高血压也不知道，只是发生中风时才发现高血压。还有一些病人原来一直服用降压药将血压控制得比较平稳，只是因为近期停药造成血压明显回升而发生中风。以上这些情况，都属于中风发病前就有高血压，中风发生时血压仍高。

血管病变是中风发病的基本原因，血压骤然升高是中风发病的诱发因素之一，尤其是出血性中风常因血压的急剧升高而发病。所以，原来没有高血压的人在中风发生时测量血压也可以很高。但是，我们还会见到以下情况，即发病时测量血压不高，发病后却见血压升高；或者发病时血压虽已偏高，发病后血压升至更高水平。无论是缺血性还是出血性中风都可以见到这些情况。

一般来说，中风发生后短时间内的血压升高属于一种全身对病理性刺激的反应。在这种被应激状态下，丘脑下部释放出一些具有血管收缩作用的物质，加上肾上腺分泌的肾上腺素增加的共同作用，引起脑部和全身的血管痉挛，即会造成暂时性的血压升高。这种进一步升高的血压一般还可回落，但如果持续升高，而且用降压药也不易奏效，这时应该考虑其他因素的影响，如脑水肿和颅内压增高都会使血压进一步升高，且不易控制。

71. 中风后为什么有些病人血糖升高？

老年人全身各器官功能衰退，在胰腺中负责分泌胰岛素的胰岛细胞的功能也降低；而胰岛素是调控血糖水平的重要内分泌物质，所以老年人发生糖尿病的比例较高。不少已有血糖升高的老年人因糖尿病症状尚不突出，或是自己不太关注已出现的糖尿病症状，只是在发生中风后到医院检查方知血糖较高，甚至尿糖也呈阳性，这部分人原本就是糖尿病病人。

还有一些老年人，平时在医院验血时，空腹取血测得的血糖正常或稍高，餐后血糖却明显升高，而尿糖往往阴性，称为糖耐量减低或隐性糖尿病。这部分人当发生中风时，也容易出现血糖升高，尤其在静脉输入葡萄糖后更是如此。

即使原来没有糖尿病（包括隐性糖尿病），中风后有时也会发生应激性高血糖。这种情况有些类似应激性溃疡引起消化道出血，多见于重症脑出血病人，特别是出血部位较深造成丘脑下部受压时。当然，原有糖尿病或糖耐量减低者，中风后都可能出现血糖水平更高。

血糖升高在某些方面反映出中风病人病情的轻重，在治疗上也会引起医生的重视。例如，医生在给病人输液时开始可能不用葡萄糖，如果使用也要根据血糖水平在液体中适量加入胰岛素，因为持续而严重的高血糖也会引起或加重昏迷。

72. 中风可能吐黑血色东西吗？

中风病人有吐黑血色胃内容物的可能。吐黑血色胃内容物是中风严重并发症即上消化道出血的临床表现之一。中风合并上消化道出血的发生率为 14.6%～61.8%。脑出血，尤其是脑干出血合并上消化道出血的发生率最高。出血部位主要在胃、十二指肠，少数可累及食管。上消化道出血在中风后 2～24 小时即可出现，常突然发生在中风后 2～14 天，第 1 周内发生者占 91.8%，可反复出现。

上消化道出血量大、出血速度快时，会导致血压下降，甚至出现休克，是中风病人病情危重、预后不良的信号和急性期死亡的主要原因之一。临床表现为呕吐黑血色（或咖啡色）胃内容物、黑便，可能仅有一项，也可能两者兼有，鼻饲病人也可以通过抽取胃管发现有黑血色胃内容物。病变包括急性溃疡、黏膜出血性糜烂、出血性炎症、慢性溃疡急性发作等，可统称为急性胃黏膜病变。

中风合并上消化道出血主要是由于中风病灶影响到边缘系统、丘脑、丘脑下部及其纤维，使该区域缺氧、缺血，糖皮质激素分泌增加，最终导致胃酸分泌增加所致。

中风病人发生上消化道出血多见于重症脑出血，尤其是脑室出血和大脑半球深部的出血。这些部位较大量的出血不仅是由于急性颅内压升高，而且也是由于出血的部位特殊，造成脑中线结构之一——丘脑下部受压。丘脑下部是自主神经和内分泌系统的中枢，其功能损害可诱发胃部血管舒缩障碍和胃酸分泌增加，导致胃黏膜发生急性溃疡而出血，有人称之为应激性溃疡出血。

临床上，中风病人出现意识障碍加深、体温持续升高、心率加快、血压下降、肠鸣音增强时，应警惕发生消化道出血的可能，应尽早做血红蛋白、便潜血或胃液潜血检查。

73. 脑血栓形成有哪些表现？

脑血栓形成可发生在任何一段脑血管内，但在临床上却以颈内动脉、大脑前动脉及大脑中动脉分支所形成的血栓较常见。病人表现为中枢性偏瘫、面瘫及对侧肢体感觉减退。

大多数病人神志清楚，头痛、呕吐者较少见，但若大脑前动脉或大脑中动脉主干阻塞形成大面积脑梗死时，病情较重，常伴有意识障碍和颅内压增高的症状。椎-基底动脉系统血栓形成，则多见眩晕、恶心、呕吐、复视、交叉性运动及感觉障碍、构音障碍、吞咽困难、饮水呛咳等症状。

脑血栓形成常在安静状态或睡眠中发病，突然出现肢体发麻、运动不灵、言语不清、眩晕、视物模糊等征象时，应考虑脑血栓形成的可能性。多数病人意识消除或轻度障碍，面神经及舌下神经麻痹、眼球震颤、肌张力和腹反射减弱或增强，病理反射阳性，腹壁反射及提睾反射减弱或消失。另外，在活动状态下发病者也不少，这种情况多半是由于血栓已经存在，只是平时血流尚可通过管腔，或者因侧支循环代偿得比较好而没有症状，在某些诱发因素的作用下而发病。此外还需指出的是，一般认为脑血栓形成没有头痛症状，但实际上由于脑水肿或侧支血管扩张所引起的头痛也不少见。

 74. 脑栓塞有哪些表现？

脑栓塞因其栓子的来源是多方面的，因此发病的年龄范围较广，任何年龄均可发病。病人发病前，多有风湿性心脏病、心房颤动或大动脉粥样硬化等病史。一般发病无明显诱因，也很少有前驱症状，急性起病，症状常在数秒或数分钟之内达高峰，多为完全性中风，偶尔病情在数小时内逐渐进展，症状加重，可能是脑栓塞后有逆行性的血栓形成。

根据栓塞部位不同，脑栓塞临床表现也不完全相同。

（1）大脑中动脉栓塞：最常见，主干闭塞时引起病灶对侧偏瘫、偏身感觉障碍和偏盲，优势半球主干栓塞可有失语、失写、失读。梗死面积大时，病情严重者可引起颅内压增高、昏迷、脑疝，甚至死亡；大脑中动脉深穿支或豆纹动脉栓塞，可引起病灶对侧肢体偏瘫，一般无感觉障碍或同向偏盲，优势半球受损，可有失语；大脑中动脉各皮质支栓塞，可引起病灶对侧肢体偏瘫，以面部和上肢为重，优势半球可引起运动性失语、感觉性失语、失读、失写、失用；非优势半球可引起对侧偏身忽略症等体象障碍。少数半球栓塞可出现局灶性癫痫。

（2）大脑前动脉栓塞：可产生病灶对侧下肢的感觉和运动障碍，对侧中枢性面瘫、舌肌瘫及上肢瘫痪，也可发生情感淡漠、欣快等精神障碍及强握反射，可伴有尿潴留。

（3）大脑后动脉栓塞：可引起病灶对侧同向偏盲或上象限盲，病灶对侧半身感觉减退伴丘脑性疼痛，病灶对侧肢体手足徐动症，以及各种眼肌麻痹等。

（4）基底动脉栓塞：最常见症状为眩晕、眼球震颤、复视、交叉性瘫痪或交叉性感觉障碍，以及肢体共济失调。若基底动脉主干栓塞，可出现四肢瘫痪、眼肌麻痹、瞳孔缩小，常伴有面神经、展神经、三叉神经、迷走神经及舌下神经的麻痹及小脑症状等，严重者可迅速昏迷，出现四肢瘫痪、中枢性高热、消化道出血甚至死亡。

（5）其他脏器栓塞：由于栓子顺血流流动，根据流动的部位不同，可以引起相应的器官梗死，所以临床上常有其他部位栓塞的征象，如视网膜、皮肤、黏膜、脾、肾等栓塞的临床表现。

75. 脑出血有哪些表现？

脑出血起病急，进展快，通常病情较重，有时病人倒在卫生间、床边、地上甚至路边，在数分钟到数小时达高峰。过度的体力劳动和脑力劳动，如用力排便、过度疲劳、情绪激动或紧张（如生气、与人争吵），短期内大量吸烟、饮酒均易诱发脑出血。脑出血常有以下症状。

（1）头痛、头晕：头痛常是脑出血的首发症状，多位于出血同侧的头部；有颅内压增高时，疼痛可以发展到整个头部。头晕常与头痛伴发，特别是在小脑和脑干出血时。

（2）呕吐：大约一半的脑出血病人可发生呕吐，这可能与脑出血时颅内压增高、脑膜受到血液刺激等因素有关。

（3）意识障碍：表现为嗜睡或昏迷，程度与脑出血的部位、出血量和出血速度有关。在脑较深部位的短时间内大量出血，大多会出现意识障碍。

（4）运动和语言障碍、感觉障碍：运动障碍以偏瘫较为多见，言语障碍主要表现为失语。

（5）眼部症状：瞳孔不等大常发生于颅内压增高的脑疝病人，个别是因出血累及中脑所致，还可以有偏盲和眼球水平及垂直活动障碍。

76. 蛛网膜下腔出血有哪些表现？

蛛网膜下腔出血（SAH）的主要临床表现为头痛、恶心、呕吐。头痛常是蛛网膜下腔出血的首发症状，其特点是急且重。急，就是头痛来得突然，病人清楚地记得头痛出现的时间，甚至具体发生在几时几分；重，就是头痛欲裂，常被病人描述为"就像被人拿棒子猛击了一下一样""难以忍受的头痛""一生中经历的最严重的头痛"等。有时伴有脖子后面剧痛，不能低头，剧烈呕吐，烦躁不安；还有一部分病人出现意识丧失，但一般情况下持续时间不会很长。一些病人还会出现低热、腰背痛等。蛛网膜下腔出血多在情绪激动或用力，如咳嗽、用力举物、用力排便、性生活等情况下发生，一些病人有反复头痛史。在这里要提醒大家，一旦突发剧烈头痛或频繁头痛，应该立即到正规医院就诊，以免失去最佳的诊治机会。

一些年龄较大的病人，由于老年性脑萎缩使蛛网膜下腔容积加大，加上老年人对疼痛的敏感性下降，发生蛛网膜下腔出血时头痛并不明显，甚至没有头痛症状，相反倒容易出现嗜睡、意识模糊及精神障碍；少数病人伴有血压下降，貌似"休克"，容易引起误诊。

蛛网膜下腔出血的死亡率在 30% 左右，多见于动脉瘤破裂后出血量较大导致的昏迷者。有的病人出血后病情渐趋稳定，以后又因再度出血而死亡。

77. 脑疝是中风最危险的信号吗？

"疝"是某器官的一部分通过其周围组织薄弱处从原来所在位置凸出到其他相邻部位的现象。脑疝是各种病变引起颅内压增高，导致部分脑组织从压力较高处向压力低处移动，被挤到附近生理或非生理孔道的病理过程。脑疝是中风最危险的信号，约有一半以上的中风急性期病人死亡原因是脑疝。在中风急性期及早发现并积极治疗脑疝是减少中风病死率的关键。

最常见的脑疝类型是小脑幕切迹疝及枕骨大孔疝。大脑与小脑之间有一层坚固的硬膜将其隔开，这层硬膜称为小脑幕。大脑半球的大量出血或大面积梗死等病变，在急性期有脑水肿、颅内高压时，导致部分颞叶脑组织被挤入小脑幕切迹，即为小脑幕切迹疝；如果颅内压进一步增高，向下传导，延髓有可能凸入枕骨大孔下，就形成了枕骨大孔疝。脑干或小脑半球出血或较大面积的梗死，可直接导致枕骨大孔疝。

小脑幕切迹疝早期常出现头痛加剧、烦躁不安，逐渐出现意识障碍，一侧瞳孔散大，呼吸改变，此时应注意将头部抬高 20°～30°，避免过多静脉液体注射，立即给予 20% 甘露醇静脉滴注。若不能缓解，可手术缓解颅内压增高的紧急状态。

急性枕骨大孔疝是一种极为严重的情况，一旦发生后，病人双侧瞳孔先变小，很快散大，常突然陷入昏迷，四肢瘫痪，呼吸、脉搏、血压等生命体征也都出现严重改变。

 78. 脑动脉硬化有什么表现？

脑动脉硬化病人早期可能无明显的临床表现，随着病情加重，会出现头晕、记忆力减退、一侧肢体麻木无力、认知功能下降等症状，部分病人可出现注意力不集中、情绪不稳、失眠等症状。本病治疗不及时可合并出现帕金森综合征、痴呆。

（1）典型症状

1）头晕：病人通常会出现头晕、头部昏沉，伴随头痛、耳鸣、视物不清，头晕严重时会出现恶心、呕吐等症状。

2）记忆力减退：表现为忘记刚才说过的话、做过的事、做事情丢三落四，但对于往事记忆清楚。

3）一侧肢体无力：有的病人表现为一侧肢体疲乏，但是可以完成基本日常生活，有的病人出现短暂性肢体无力，持续几分钟左右后恢复正常，严重脑动脉硬化表现为一侧肢体持续性无力、瘫痪，无法完成基本日常生活。

4）认知功能下降：表现为反应力迟钝，理解、计算力障碍，严重时会出现痴呆、记不住他人名字、不认识家人、不认识回家的路等症状。

（2）其他症状

1）注意力不集中：表现为不能认真听别人讲话，随意在他人交谈时插话，干自己的事情不理会周围的人。

2）情绪不稳：由于心理压力大等原因，病人容易出现发怒、悲观、抑郁等情绪。

3）鼾症与失眠：鼾症常干扰睡眠周期，引起失眠，表现为晚上入睡困难、夜间突醒、容易早醒、白天感觉疲乏劳累等。

79. 中风病人需做哪些检查？

（1）影像学检查：头颅 CT 是确诊中风最安全、有效、简便易行的检查方法。一些经头颅 CT 检查诊断不太清楚的病人，需查头颅增强 CT、磁共振（MRI）、磁共振弥散成像（DWI）等检查。这些检查是用来确定是否中风、是缺血性中风还是出血性中风、病灶部位在哪里、病灶范围有多大、是否压迫周围组织等。

（2）血管检查：常见的血管检查包括颈部血管彩超、经颅多普勒超声（TCD），以及 CT 血管成像（CTA）、磁共振血管成像（MRA）、数字减影血管造影（DSA）。这些检查主要是了解血管本身是否有病变。

（3）实验室检查：包括血尿便常规、凝血功能、血脂、血糖、肝功能、肾功能、血电解质等检查。对于小于 50 岁或未发现明确危险因素、少见部位血栓等病人，可进一步查血同型半胱氨酸、抗心磷脂抗体、风湿免疫系列，以及脑脊液等检查。

（4）心脏方面检查：只要病情允许，都需进行心电图和胸部 X 线检查，以了解心肺情况。必要时还可选做心脏扇扫、动态心电图等特殊检查。

此外，脑电图、听觉和体感诱发电位等电生理检查可为中风病人提供一定的诊断与鉴别诊断信息；脑血流和脑代谢检查，如单光子发射计算机断层扫描（SPECT）等可了解脑缺血后一系列病理生理过程，但均不作为中风病人的常规检查。

需要指出的是，临床上没有固定的检查项目，某个中风病人具体检查什么需因人而异，医生会根据不同的病情、病程的不同时期选择必要的检查。如一位有高血压的老年男性病人，有多次的单眼黑矇发作，应尽快检查颈动脉；而若是个年轻女性病人，有自发性流产史、静脉血栓史就应该尽快检查抗心磷脂抗体等。

80. CT 扫描是什么？

自 1895 年伦琴发现 X 射线以来，临床放射诊断技术有了很大的发展。我们平常在医院接受的各种 X 线检查就是 X 射线在医学检查中的实际应用。

电子计算机体层扫描（CT）是由英国的亨斯菲尔德（Hounsfield）于 1969 年设计成功，并于 1972 年首先用于颅脑疾病的诊断，可清晰地显示不同平面的脑实质、脑室和脑池的形态和位置等图像。CT 将 X 线断层摄影和电子计算机分析处理技术结合起来，可以分层显示人体组织的正常结构和病理变化，具有简便、迅速、安全、无痛苦，以及诊断价值高的特点。这项技术一问世，就很快在世界范围内得到广泛应用，而且其设备也得到了不断的更新，性能也不断的增强。目前 CT 机已更新到第五代。

CT 机大体由以下几部分构件组成：X 线发生部分、X 线检测部分、图像处理及显示部分、操作和控制部分。其原理就是利用人体组织对 X 线的不同吸收程度，间隔一定时间和距离用很多探测器来接受 X 线，然后由电子计算机进行图像-数字-图像的信息处理，最后在显示器上形成每一层面不同组织的黑白影像，而且可将这些影像拍摄在胶片上，这就是我们平常看到的 CT 片。在头颅 CT 扫描中，由于骨骼含钙质较多，其密度最高，所以吸收投照的 X 线最多，在背景上的感光也就最少，因此显示为白色。对比之下，大脑、脑脊液对 X 线的吸收依次较少，背景上的感光也就依次较多，结果呈现灰色至黑色阴影。如此就把以上不同组织的影像区别开了。

就中风病变来说，相对正常脑组织而言，脑出血区因血肿的密度较高而呈白色，脑梗死区则因组织坏死、水肿而显黑色。

81. 为什么有些中风病人头颅 CT 正常？

怀疑得了中风，做头颅 CT 检查发现有梗死或出血，毫无疑问诊断就明确了。但 CT 检查出来若没有问题，一些人就松了一口气，以为病人没中风，这是不正确的，因为部分中风病人头颅 CT 检查是正常的。

CT 作为一种影像学检查技术，只能在一定范围内对不同组织（包括病变组织）的不同密度加以显示。那些不会引起组织形态和密度发生改变的疾病，或者虽有形态和密度的改变，但病灶体积很小，或组织密度改变轻微，都有可能在 CT 扫描中显示不出来。

一般来说，多数中风，尤其是脑出血，发病后 CT 多能很快显示，但有一些中风 CT 可能显示不出来。中风病人头颅 CT 正常可见于以下情况。

（1）脑梗死早期（一般在 24 小时内）：虽为较大面积梗死，但尚处于发病早期（一般在 24 小时之内），脑组织的缺血性坏死及水肿等变化不足以在 CT 上显出与正常组织密度的差异，这些时候 CT 检查均可正常。

（2）梗死病灶小：梗死若是极小的腔隙性病灶，CT 检查可正常。

（3）梗死后 10 天左右：此时梗死处于吸收期，水肿逐渐消失及吞噬细胞浸润而致脑组织等密度，CT 上难以分辨，这种情况称为模糊效应。

（4）小量蛛网膜下腔出血：蛛网膜下腔出血时，因血液直接破入蛛网膜下腔中，若是小量出血，与脑脊液混在一起，很难造成明显的密度改变，故 CT 检查多半是正常的。

（5）蛛网膜下腔出血超过一定时间（一般 7 天以后）：若是蛛网膜下腔大量出血，虽可见蛛网膜下腔有血液聚集，但必须早做 CT 才能发现，因为超过一定时间，随着血液稀释和红细胞溶解，血液密度减低，CT 就显示不出来了。

（6）解剖结构影响：脑干与小脑部位的中风因受骨性结构干扰较大，产生伪影。在颅内，天幕以下称为后颅凹的部分，由于横断面上骨质结构较多，这部分颅腔中所容纳的小脑和脑干在 CT 扫描中受骨结构干扰较大，由此产生很多伪影。

（7）短暂性脑缺血发作（TIA）：短暂性脑缺血发作不会造成脑组织形态和密度的变化，故 CT 检查正常。

（8）CT 机分辨能力不够：CT 机本身的分辨能力在很大程度上也影响了检查结果。随着 CT 机的更新换代，其检查质量也在不断提高。

 82. 磁共振成像的原理是什么？

磁共振成像（MRI）是 20 世纪 80 年代初开始用于临床的一项新的影像学诊断技术，能够提供传统的 X 线和 CT 不能提供的信息，是诊断颅内和脊髓病变最重要的检查手段。MRI 应用于临床是临床医学发展史上的一个里程碑。

MRI 的工作原理是极其复杂的。简单来说，组成人体各种物质的基本单位是分子，组成分子的基本单位是原子（如水分子中含有氢原子和氧原子），其中带有质子的原子核有自旋特性。磁共振装置是将人体置于一个外加磁场之中，应用特定频率的射频脉冲来激发人体内的氢原子核，使之发生共振吸收，改变其自旋状态。当射频停止后，原子核将吸收的能量释放出来，便产生一种射电信号，由此可获得组织中运动质子的密度差的分布。最后经计算机系统对收集到的各种信号进行处理，并以图像的形式在显示器上显示出来。

MRI 可从任何角度，甚至从三维方向获得任一断面的组织构成图像，而且可在不同组织间形成强烈的信号对比度，由此较好地排除不同组织间的信号干扰，并具有极好的分辨能力。在实际应用中，如CT 检查受到限制的后颅凹结构的成像、较小的腔隙性脑梗死灶，以及早期的缺血性病变等，都能通过 MRI 清晰地显示出来。与 CT 相比较，MRI 有图像清晰、在 6 小时内甚至更短时间内发现脑梗死病灶等优势。

83. 哪些中风病人需做磁共振检查？

中风病人出现以下情况时，需考虑行磁共振（MRI）检查。

（1）临床表现拟诊中风，但 CT 检查未见异常。

（2）头颅 CT 显示的梗死灶不能完全解释临床症状和体征。这种情况最好是在做头颅 MRI 的基础上，行弥散加权成像（DWI）检查，可以更清楚地显示急性梗死灶。

（3）病人既往有缺血性中风病史，本次患病症状及体征较轻，头颅 CT 显示多发性脑梗死，但不能区分新旧病灶，此时需同时做 DWI。

（4）出血性脑梗死等各种复杂梗死。

需要注意的是，MRI 在显示急性颅脑损伤、颅骨骨折、钙化灶、急性出血等方面不如 CT，且有操作复杂、不适合危重病人、价格稍贵等问题。因此，临床应用受到一定的限制。

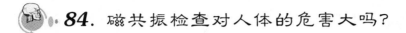

84. 磁共振检查对人体的危害大吗？

有些病人恐惧做 MRI，原因是担心受射线辐射太多，对身体有害。其实，MRI 与 X 线摄片、CT 检查原理不同，不存在着射线辐射的问题，对人体危害不大。但是，由于 MRI 检查使用强磁场和射频脉冲，凡体内或体表有金属物（Y）的病人不能做此项检查。因为不仅影响检查效果，有时还会给机器造成损害或是给病人带来危险。例如，装有心脏起搏器者会发生起搏器失灵。此外，MRI 检查过程中有一定的噪声，机器本身要旋转，检查要用 20～30 分钟，需病人配合。

85. CT、MRI 增强扫描是怎么回事儿？

在做 CT 或 MRI 时，有时为了增加病变组织与正常组织之间影像的差别，以使病变显示得更清楚，或者为了进一步判明病变的性质，医生可能先给病人注射某种对比剂，然后再行扫描，这就称为增强扫描。不注射对比剂的扫描俗称"平扫"。

CT、MRI 增强扫描可增加病变组织与正常组织之间的影像差别，提高影像诊断的准确率。以头颅 CT 检查为例，平扫 CT 诊断的准确率为 82%，CT 增强扫描的准确率则上升至 92%～95%。

CT、MRI 增强扫描的适应证如下。

（1）疑似中风，但需要除外肿瘤、血管畸形等病变。

（2）普通 CT、MRI 发现病变，但病变的边缘、内部结构、血供情况、与邻近正常组织的关系等具有诊断意义的影像显示不清，不能确定病变性质或具体疾病。

（3）已确定为恶性肿瘤的病人，增强扫描的目的在于提高肿瘤分期的准确性或判断肿瘤手术切除的可能性。

注射对比剂通常采用静脉给药，对大多数人来说没有什么危险，仅有很少的人可能出现一些不良反应，这与个人体质状况及注射对比剂的种类、剂量和注射速度有关。例如，CT 增强扫描常用含碘的对比剂，不良反应可以有皮肤潮红、恶心、呕吐、头痛等，有时还会出现一些类似荨麻疹（风疙瘩）的皮疹，较重的不良反应可见血压轻度下降、憋气和颜面水肿。真正造成休克、抽搐、昏迷，甚至死亡的情况极为罕见。

为了避免以上不良反应的发生，医生会严格掌握增强扫描的适应证，使用某些对比剂前还要先给病人做过敏试验，注射时也会按照一定剂量和速度给药。除此以外，检查前病人应提供自身过敏史等情况，甲状腺疾病病人要慎做增强扫描。

86. 脑血管造影是怎么回事儿？

脑血管造影（DSA）是 20 世纪 90 年代以来广泛应用于临床的一种新型 X 线检查技术。应用时先选一入路动脉（一般选用右股动脉），通过入路动脉放置一动脉鞘，通过该动脉鞘管选用不同导管，在导丝引导下，选进所要显示的动脉，注入含碘对比剂。对对比剂所经过的血管轨迹连续摄片，通过电子计算机辅助成像为脑血管数字减影造影。DSA 不但能清楚地显示颈内动脉、椎-基底动脉、颅内大血管及大脑半球的血管图像，还可测定动脉的血流量，故已被用于脑血管病检查，特别是对动脉瘤、动静脉畸形等定性、定位的诊断，不仅能提供病变的确切部位，而且对病变的范围及严重程度也可清楚地显示，可为手术提供较可靠的客观依据。另外，对于缺血性脑血管病，DSA 也有较高的诊断价值。DSA 可清楚地显示动脉管腔狭窄、闭塞、侧支循环建立情况等；对于脑出血、蛛网膜下腔出血，DSA 可进一步查明导致出血的病因，如动脉瘤、动静脉畸形、动静脉瘘等，是脑血管疾病有效的诊断方法。

DSA 适应证：颅内血管性病变，如动脉粥样硬化、栓塞、狭窄、闭塞性疾病，动脉病、动静脉畸形、动静脉瘘等；颅内占位性病变，如颅内肿瘤、脓肿、囊肿、血肿等，还包括颅脑外伤所致的各种脑外血肿及手术后观察脑血管循环状态。例如，颈动脉分支处无症状杂音，也有隐匿无杂音和无症状颈动脉狭窄，通过 DSA 可显示病人颈内、颈外和锁骨下动脉狭窄，显示狭窄程度，为动脉内膜切除术及经皮腔内血管成形术提供指征；短暂性脑缺血发作（TIA），通过 DSA 可显示狭窄侧颈内动脉虹吸部较对侧充盈延迟，间接提示近端存在狭窄；动脉瘤、动静脉畸形、动静脉瘘、颅内肿瘤，通过 DSA 可显示出病灶、瘤体大小、肿瘤供血区，为选择合适的手术方案提供依据。

87. 中风病人需做脑彩超检查吗？

缺血性中风病人应常规行脑彩超检查。脑彩超也称经颅彩色多普勒（TCD），是利用超声多普勒效应来检测颅内脑底动脉环上的各个主要动脉血流动力学及各血流生理参数的一项无创性脑血管检查方法。因其检查方便、价格低廉，已成为诊断脑血管病，尤其是缺血性中风的最常用手段。

超声探头所发出的声波穿透颅骨进入颅内，由血管中流动的红细胞反射回到探头。根据超声波的原理，不同流速和方向的血流信号可以产生不同的频移数值，通过微机解析还可以转换成频谱图像，据此就可以了解颅内大血管的血流特征。

TCD 可检测颅内大、中血管的血流方向、血流速度及血流是否发生了紊乱，特别是能够提供较多有关颅内动脉狭窄或闭塞方面的信息，对缺血性中风的病因与发病机制诊断、脑血管造影（DSA）前评估具有指导意义。

88. 颈动脉彩超与脑彩超有什么不一样？

　　颈动脉彩超和脑彩超均是无痛、无创性血管检测技术。脑彩超主要用于检查颅内血管，颈动脉彩超则主要是检查颈动脉。中风病人不仅要做脑彩超，还应做颈动脉彩超。颈动脉彩超主要检测如下项目。

　　（1）颈动脉位置：观察颈动脉的起始、走行及与周围血管的关系，有无变异、移位、受压及畸形等。

　　（2）管壁结构：观察颈动脉内膜、中膜和外膜的情况，三层结构是否完整，内膜是否光滑，是否有增厚或动脉硬化斑块形成，有无夹层动脉瘤等。

　　（3）血管内径：主要观察颈动脉有无管腔狭窄和闭塞，判断狭窄的程度。

　　颈动脉位于颈部两侧，做彩超很方便。颈动脉超声可以客观地检测颈动脉结构和动脉硬化斑块形态，对中风的病因与发病机制诊断也具有指导意义。颈动脉超声对颈内动脉颅外段闭塞或50%以上狭窄确诊率可达95%以上，与脑血管造影相比符合率可达96%。颈动脉彩超除用于中风的病因与发病机制诊断外，还可用于中风高危人群的筛查。

 89. 中风病人做脑电图有用吗？

　　一些人怀疑自己患了中风，要求做脑电图（EEG）检查。实际上，EEG对癫痫诊断价值较大，在诊断中风方面有一定的局限性，只能作为中风的辅助检查。

　　人体有自己的生物电活动，像心电活动可以在心电图上描记出来一样，脑电活动也可以在脑电图上记录下来。脑电图是应用电子放大技术，将脑部的生物电活动放大100万倍而描记出的脑电波图，它反映了"活"的脑组织功能状态。中风病人的脑电图可能有异常，但无特异性改变，对诊断及与其他疾病的鉴别和预后判断有一定的帮助。

普通的脑电描记方法是用头皮电极接收脑电信号，记录的主要是大脑皮质的电位，故对大脑比较表浅部位的病变所引起的脑电活动异常容易发现，而且可以帮助判断病变部位。但是，如果病变部位较深，就不一定能发现异常。

在各种性质的疾病中，最容易引起脑电图剧烈变动的就是癫痫，所以脑电图对癫痫的诊断价值最大。其他疾病，如脑瘤和脑血管病，即使有脑电图异常，也不一定有特征性的改变，因此对确定疾病的性质往往没有帮助。也就是说，单靠脑电图诊断不了脑瘤，也诊断不了中风。

中风病人由于大脑缺血、缺氧、水肿，使脑细胞在尚未完全坏死之前，在CT和MRI等检查还不一定能发现问题时，就可以出现脑细胞生物电活动的异常。所以，在中风的急性期，约90%的病人可以出现脑电图的异常改变。因此，脑电图对中风的诊断来说，只是众多的辅助检查中的一种，但我们无法依靠脑电图来确定是出血性中风还是缺血性中风，以及中风病灶的具体部位、大小等。由此可见，脑电图对中风诊治所能提供的帮助是有限的。

随着电子计算机技术的发展，现在可以将脑电信号输入计算机进行数字化处理，再转换成图形描记下来，即为脑电分布图，或称脑电地形图。这种方法可以更准确地反映出病变的部位和程度，对中风病变的观察有一定帮助。

90. 血液流变学检查对诊断中风有什么帮助？

血管病变、血流动力学变化和血液成分的改变是中风发生的基本条件。血液流变学检查是专门研究血液在人体内是怎样流动的。而血液之所以能在身体内昼夜不息地流动，是由于心脏像一只水泵一样不断地把全身流回到心脏的血液泵入主动脉内，再通过它的分支血管流到全身所有的器官和组织。这同用水泵把水抽到灌溉总渠，再流到支渠，最后流入田里滋润禾苗是一个道理。在这个过程中，血液在血管内流动受到压力、血管本身状况及血液成分等各种因素的影响。

根据血液成分变化的有关因素及其对血液黏度发生的影响，血液流变学检查一般包括以下内容：血细胞比容（红细胞在全血中所占总体积的大小）、红细胞沉降率（红细胞在血液静置状态下的沉降速度）、全血黏度、血浆黏度、血小板黏附试验、血小板聚集试验、纤维蛋白原测定、红细胞聚集指数及红细胞变形能力测定等。通过对血液流变学各项指标的观察，可以了解病人血液流动性、凝滞性、血黏度等情况。血黏度越大，血液的流动性越差；相反，血黏度越小，血液的流动性也就越好。由此看来，我们平常所说的血液"黏不黏"或"稠不稠"仅仅是指"黏稠度"这一表面变化，实际在血液中有着更加细微的变化在起作用。这些变化有时会导致血液在血管中产生凝集的倾向，即所谓的高凝状态，这是缺血性中风发生的原因之一。即使是出血性中风，在发病前也可以检查到血黏度增高现象。据统计，约70%中风病人在发病前有血液流变学的异常改变。因此，血液流变学检查可作为对有中风可能的高危人群进行筛查的一种手段，结合其他危险因素，就可以在中风发病前给出危险警告，以便开展预防性治疗，达到减少中风发生机会的目的。

91. 中风病人应该做哪些化验检查？

通常，中风病人刚住院，医生就会开一大堆化验单，这都有用吗？有些病人和家属常对此不理解，特别是需要抽血化验的项目。总认为病得那么重，还要抽上一管又一管的血去化验，对身体没有伤害吗？

在中风急性期，为了帮助医生对病人病情做出正确的诊断，了解病情及发展趋势，需要及时做一些必要的化验检查。在这点上，无论是病人还是家属都应积极配合医生和护士做好工作。常规检查项目如下。

（1）血常规：在出血性中风病人中，白细胞计数会轻度升高，如明显升高或不断升高，表明病人体内有继发感染的可能。此外，如红细胞、白细胞和血小板计数都出现明显异常时还需排除血液病。

（2）尿常规：可以帮助医生了解病人的肾脏情况和有无泌尿道感染。通过尿糖可了解病人有无糖尿病。

（3）便常规：观察病人有无消化道出血或感染。

（4）血生化：中风病人住院后，除了要做血、尿、便等常规检查以外，还需做血液生化的全面检查，这里面包括血中钾、钠、氯、钙、磷等电解质的含量，血脂、血糖、蛋白质的含量，肝功能、肾功能、心肌酶谱等血液中各种生化成分的测定。为的是全面了解病人的身体状况。

（5）其他：血小板功能、凝血功能、血液流变学检查，以及脑脊液常规、生化、细菌学检查，血培养、痰培养等。当中风病人出现昏迷或呼吸困难时，还需要做血气分析以了解病人的呼吸困难属于什么类型，血液的酸碱平衡有无失调等。还可以根据病人的临床情况适当地增加相应的检查项目，如抗心磷脂抗体、蛋白 C、蛋白 S、抗凝血酶Ⅲ、凝血酶时间、血红蛋白电泳、血清电泳和同型（半）胱氨酸测定等。

92. 为什么中风病人要重视化验检查？

中风病人在确诊前后，医生常常要为病人采血做适当的化验检查。对此，有些病人及家属不理解，认为已做 CT 明确诊断了，还要做什么化验啊。其实中风病人不能忽视化验检查，主要理由如下。

（1）一些化验可用于中风病的诊断。如一些怀疑蛛网膜下腔出血的病人需要做腰椎穿刺检查，若脑脊液检查为血性，则能明确诊断。

（2）一些化验可用于与一些类似中风的疾病相鉴别，如低血糖就可出现类似中风的偏瘫等症状。若是低血糖引起的偏瘫，血糖恢复了，偏瘫就好了。偏瘫是否由低血糖引起常需化验确定。

（3）中风的很多常见病因需要化验才能明确。比如血脂异常、糖尿病、血黏度增高、红细胞增多症、贫血等，还有临床上较为少见的感染性、免疫性、非免疫性血管病等引起中风的危险因素，均需通过化验检查才能确诊。

（4）化验检查是一些治疗的依据。如常用于脑血栓的抗血小板药及抗凝药，都需要看病人血常规及凝血功能是否正常才能应用。如果病人血小板数量减少，医生对抗血小板药物的应用就要慎重；合并泌尿系感染时，尿常规检查会发现有较多的白细胞、红细胞，需用抗生素等药物治疗；便常规发现隐血阳性，往往提示合并了应激性溃疡，需停用阿司匹林等抗血小板药及抗凝药。另外，一些中风病因的治疗，如控制血糖、血脂等，需要经常复查相应的化验。还有，一些治疗中风期间的药物可能会影响到肝、肾功能，因此中风治疗期间要定期检测肝、肾功能。

93. 中风病人需要做腰椎穿刺吗？

多数中风病人不需要做腰椎穿刺。

腰穿是腰椎穿刺术的简称，是神经科领域一种较常见的诊疗技术。腰穿可以测颅压，抽取脑脊液（CSF）进行化验。神经系统很多疾病，如脑膜炎、吉兰-巴雷综合征等均可通过腰穿帮助诊断。疑有蛛网膜下腔出血而 CT 检查又无异常的中风病人需做腰穿检查。

很多人认为腰穿就是"抽骨髓油"，会造成呆傻或瘫痪等后遗症，这是一种误解。腰穿进针部位在下部腰椎（L3～L4 或 L4～L5）间隙。

由于脊髓末端仅达第 1~2 腰椎（L1~L2）水平，所以腰穿不会伤及脊髓而引起瘫痪。腰穿进针深度到达椎骨内的蛛网膜下腔，留取的液体是脑脊液，而不是什么"骨髓油"。脑脊液是从血液中滤出来的循环性液体，总是不断生成，不断被吸收，人体每日更新 3~4 次脑脊液。因此，抽取脑脊液就像抽血一样，取出一些很快就会再生，并不会"越来越少"而出现"呆傻"。

神经系统的很多病症都需要进行腰穿检查以明确诊断，如脑炎、脊髓炎、脑和脊髓的肿瘤及血管病等。这些疾病由于损伤中枢神经比较严重，有时即使经过治疗还会遗留"呆傻"或"瘫痪"等后遗症。只是因为做过腰穿，便把后遗症归罪于此，这是一种误解。

三

中风的治疗

94. 中风可以治愈吗？

不同类型的中风预后也不相同。一般急性期死亡率最高的是脑出血和蛛网膜下腔出血。若经过及时、有效的治疗，顺利度过急性期，多数病人可获得相当程度的改善，一些病人能够恢复劳动能力而回归社会，或达到生活自理。还有一些病人有不同程度的后遗症，可能失去劳动能力，甚至丧失独立生活能力。

中风病人除少数起病凶险外，绝大多数有一个进展的过程，因而往往不像心肌梗死病人那样被立即送往医院，这就耽误了一些时间。有时因治疗不能立即奏效，而多次转院，以致病情进一步恶化。实际上，对任何疾病来说，早期诊断和早期治疗都是极为重要的，危重病人应避免搬动也是一项原则。所以应当提倡中风病人发病后及时就近治疗，这将有助于降低病死率，提高治愈率。

中风的急性期主要依靠药物治疗，部分病人需要实施外科手术。对昏迷不醒或瘫痪严重的病人，特别要加强护理措施，以防并发症的发生。在死亡病例中1/3可能由并发症所致；即使不导致死亡，并发症也会造成病人恢复的延迟。所以，有效地防治并发症也可进一步降低病死率，提高治愈率。

急性期过后，若无特殊的并发症，一般即进入恢复期（康复期）。这一时期的主要任务是恢复病人因大脑病变而丧失的功能，如运动、感觉及语言等障碍。这一时期的长短与大脑病变的性质、部位、范围及严重程度有关，同时因病人的年龄、体质状况、发病次数等因素而有很大差别。偏瘫一般需数月至半年的恢复期，有人需 1~2 年甚至更长时间。关键是尽早地开始康复治疗，以最大程度地恢复病人的功能。

95. 中风早期需要积极降压吗？

中风早期不主张积极降压。一般来说，中风早期血压 ≥ 200/110mmHg 时，需要降压治疗，使血压维持在略高于发病前水平；收缩压在 180~200mmHg 或舒张压在 100~110mmHg 时，需密切监测血压，适当降压；当血压<180/100mmHg 时，可暂不使用降压药。

中风早期不主张积极降压的原因：①血压适当升高是人体的一种代偿反应，有利于保证脑组织血液供应，维持脑血液灌注；②中风早期脑血管自身调节能力下降，平均动脉压轻度下降就可以导致脑血流量减少；③多数病人在中风发病 24~48 小时后血压会自行下降。

中风早期应用降压药治疗要慎重，注意血压降低幅度不宜过大，速度不宜过快。同时，也要关注是否发生低血压。若收缩压<90mmHg，有急性循环功能障碍征象时，需及时补充血容量，适当给予升血压药物治疗。

96. 中风急性期要注意哪些问题？

中风包括缺血性中风与出血性中风，如脑梗死和脑出血等。无论得了哪种中风，在急性期即早期，都要特别注意以下问题。这些问题处理得好坏将直接影响病人整体治疗效果和预后。

（1）监测生命体征：严密观察体温、脉搏、呼吸和血压等生命体征，注意瞳孔的变化和意识状态，监测心电、动态血压和血氧饱和度。

（2）保持呼吸道通畅：及时清理口腔及呼吸道分泌物或吸入物，呼吸困难者给予吸氧，必要时行气管插管或气管切开术。

（3）瘫痪或意识障碍者，采用侧卧或半卧位等体位，经常翻身叩背，防止误吸，预防肺炎和压疮的发生。

（4）有意识障碍、消化道出血者宜禁食水 24～48 小时，必要时行胃肠减压，排空胃内容物。

（5）维持水、电解质平衡和加强营养：每日入液量为 2000～2500ml，如有高热、多汗、呕吐或腹泻可适当增加液量。若病人有进食水困难、意识障碍，应行鼻饲、静脉高营养等。

（6）调整血糖：血糖过高或过低者，应及时纠正。维持血糖水平在 6～9mmol/L。

（7）调整血压：慎重使用降压药，如血压不超过 180/100mmHg 时不需要使用降压药，因血压降得过低可加重脑缺血。

（8）降低颅内压，减轻脑水肿：大面积脑梗死和脑出血等中风病人易出现脑水肿，应使用甘露醇降低颅内压，肾功能异常者可选用甘油果糖和呋塞米等。

（9）防治各种感染、心律失常、深静脉血栓形成等并发症。

（10）避免引起血压及颅内压增高的诱因，如用力排便、咳嗽、喷嚏、情绪激动、疼痛及恐惧等；明显头痛、过度烦躁不安者，可酌情给予镇静、镇痛药；便秘者可选用缓泻剂。

97. 急性脑梗死有哪些治疗方法？

急性脑梗死即脑梗死急性期或脑梗死早期。急性脑梗死的治疗方法有药物治疗、介入治疗、手术治疗及早期康复治疗等。药物治疗包括超早期静脉溶栓、抗血小板聚集、抗凝治疗、降纤治疗、脑保护治疗等，介入治疗包括动脉溶栓、支架术等，手术治疗有大面积脑梗死的去骨瓣减压术等。

脑梗死急性期常用药物有以下几大类。①溶栓药：如重组组织型纤溶酶原激活剂（rt-PA）、尿激酶（UK）。②抗血小板聚集药：如阿司匹林、氯吡格雷、奥扎格雷等。③抗凝药：如低分子肝素、华法林等。④降纤药：如巴曲酶、纤溶酶、蕲蛇酶等。⑤扩容药：如低分子右旋糖酐等。⑥脑保护剂：如依达拉奉、维生素E等自由基清除剂及尼莫地平等钙通道阻断剂。⑦营养脑细胞、调整脑代谢药物：如神经节苷脂、小牛血清去蛋白注射液、肌氨肽苷、胞磷胆碱等。⑧降低颅内压药物：如20%甘露醇、甘油果糖、呋塞米等。⑨扩张脑血管，改善脑血液循环药物：如丁苯酞、尤瑞克林、长春西丁等。⑩活血化瘀的中药：如银杏叶提取物、丹参、川芎等。

急性脑梗死大多采用内科保守治疗，手术治疗时机与适应证尚无统一标准。目前较为公认的外科手术指征有：①大脑半球大面积脑梗死，伴有严重脑水肿、占位效应，有脑疝形成征象，而内科治疗无效者，可行去骨瓣减压术。②较大的小脑梗死，尤其是影响到脑干功能或引起脑脊液循环阻塞的，可行后颅窝开颅减压和/或直接切除部分梗死的小脑。③伴有脑积水或有发生脑积水风险者，应进行脑室引流术。

每个病人的具体治疗方案，要根据病人的年龄、发病类型、病情严重程度及是否有高血压、糖尿病、血脂异常等基础疾病的诸多情况而定，即采取个体化治疗。无论是否选择介入治疗及手术治疗，急性脑梗死病人都要选择一定的药物治疗，并应及早进行康复治疗。

98. 溶栓有几种方法？

脑梗死溶栓方法有静脉溶栓、动脉溶栓和动静脉联合溶栓三种，应用相对多一点的是静脉溶栓。各种方法均有利弊。

（1）静脉溶栓：相对简单，就是将溶栓药物通过静脉输液的形式注入脑梗死病人体内，与通常的静脉输液没什么区别，但有一定的输液速度限制。该方法方便快捷，价格较低。缺点是药物用量大，可能造成皮肤黏膜出血、消化道出血，甚至脑出血，且出血概率相对较大。

（2）动脉溶栓：是一种介入治疗。具体的方法是在股动脉做一个小切口，在荧屏直视下，将一根超选择微导管放在阻塞栓子的前方或后方，然后将溶栓药注入血栓或栓子局部。其优点是溶栓药较静脉溶栓用量小，全身反应少，溶栓药可在短时间内在脑动脉系统中形成很高的药效浓度，有利于血栓的溶解。动脉溶栓的再通率比静脉溶栓高，40%左右的病人经过动脉溶栓后完全再通，对大血管闭塞的再通更有优势。缺点就是操作较复杂，在技术和设备上均受到限制，必须在有条件的医院、由有经验的专科医生进行，且价格昂贵，因此，尚未在国内大规模应用。

（3）动静脉联合溶栓：即在静脉溶栓后行脑血管造影检查，若发现脑动脉仍处于闭塞状态，再给予动脉溶栓。动静脉联合溶栓兼有静脉溶栓的快速又有动脉溶栓的再通率高的优点。

99. 常用的溶栓药物有哪些？

（1）尿激酶：为肾脏产生的一种活性蛋白酶。其优点是无抗原性和致热原性，人体内无相关抗体存在，不存在失效问题。

（2）链激酶：是国外应用最早、最广的一种溶栓剂。它是从链球菌中分离出来的，具有一定抗原性，人体内也有不同程度的抗体存在，故可发生过敏反应或失效。

（3）阿替普酶：存在于血管内皮、血液和组织中。它属于天然的血栓选择性纤溶酶原激活剂，可选择性地与血栓表面的纤维蛋白结合，从而溶解血栓。

（4）单链尿激酶型纤维蛋白溶酶原激活剂：对血栓具有高度选择性溶解作用，可轻度降低血中纤维蛋白原水平。

（5）乙酰化纤溶酶原-链激酶激活剂复合物：它在溶解血栓的同时会出现全身性纤溶激活状态，也可引起过敏反应，并具有抗原性。

 100. 哪些病人适合溶栓治疗？

选择溶栓治疗前，既要考虑溶栓的适应证，也要考虑禁忌证。

（1）适应证：①年龄 18~80 岁。②缺血性中风诊断明确，病人神志清晰，有确切的神经系统功能障碍。一般来说，肢体瘫痪较重，不能站立与行走。③症状开始时间<4.5 小时。④中风症状持续至少30 分钟，且治疗前无明显改善。⑤病人或其家属对溶栓的效果与风险知情同意。

（2）禁忌证：①短暂性脑缺血（TIA）发作单次发作或偏瘫等神经功能障碍非常轻微及迅速改善。②发病超过 4.5 小时或无法确定。③CT 证实有颅内出血、肿瘤和动静脉畸形。④伴有癫痫发作。⑤既往有颅内出血、动静脉畸形或颅内动脉瘤病史。⑥最近 3 个月内有颅内手术、头外伤或中风史；最近 21 天内有消化道、泌尿系统等内脏器官活动性出血史；最近 14 天内有外科手术史；最近 7 天内有腰椎穿刺或动脉穿刺史。⑦有血液疾病、凝血功能障碍或近期接受抗凝治疗［凝血酶原时间（PT）>15 秒，活化的部分凝血活酶时间（APTT）>40 秒，国际标准化比值（INR）>1.4，血小板计数<100×10^9/L］。⑧血糖<2.7mmol/L，两次降压治疗后仍收缩压>180mmHg 或舒张压>100mmHg。⑨梗死面积大，如 CT 显示低密度影>1/3 大脑中动脉供血区。⑩妊娠或有严重的心、肾、肝功能不全或严重糖尿病者。

 101. 脑血栓能够溶解吗？

血栓是一种以纤维蛋白为框架构成的血液凝固物。血栓在血管内一旦形成，随着时间的推移，其实体可以越来越紧固，对血管壁的附着也越来越牢固，这种状态的血栓是难以溶解的。因此，要想使血栓溶解并达到血管再通的目的，必须在血栓形成的早期应用有效的溶栓药物。

溶栓治疗是指急性脑梗死发生以后，在脑组织发生坏死之前，用药物溶解血栓，使被血栓阻塞的血管恢复再通，及时恢复对脑组织缺血区的供血、供氧，以避免缺血的脑组织发生坏死或减轻坏死程度的治疗。从这个意义上来说，溶栓治疗是治疗急性脑梗死的一个积极的、根本性的治疗方法，要尽早治疗。

临床常用的抗凝药并不是溶栓药，如阿司匹林、华法林、新抗凝片、肝素、蝮蛇抗栓酶等，它们只是作用于凝血系统的不同环节，起到抗凝血的作用，有助于防止血栓形成和扩展。而真正的溶栓药应当能使纤维蛋白溶解，如尿激酶、链激酶、组织型纤溶酶原激活剂（t-PA）等。应用时可以静脉内给药，也可经动脉插管进行动脉内溶栓治疗。

抗凝药和溶栓药都不能随便使用，因为二者均有造成组织出血的风险。目前针对缺血性中风，临床应用抗凝治疗已较普遍，对于小中风和进展性中风确有疗效。但是，溶栓治疗的开展还很有限，一是因为这类药物的价格多半比较昂贵，二是用于脑梗死时出血并发症较多。溶栓治疗要想取得疗效，关键是时间要早。目前临床上公认的静脉溶栓的时间窗为发病 4.5 小时内或 6.0 小时内，新形成的血栓好溶解，但是有时间要求，标准时间在 6.0 小时以内。如果发病超过最佳时间，不仅血栓难以溶解，而且脑组织因缺血所致的损害也难以逆转，于是溶栓治疗也就失去了它的意义。

目前超早期静脉溶栓是改善急性缺血性中风结局最有效的药物治疗手段之一，已被我国和许多国家指南推荐，但目前急性缺血性中风溶栓治疗的比例仍然很低。近期研究显示，仅约 20.0% 的病人于发病 3 小时之内到达急诊室，12.6% 的病人适合溶栓治疗。开展急性缺血性中风超早期溶栓治疗的一个主要难点是，大多数病人没有及时送达医院或存在各种原因的院内延迟。因此，要完善院外医疗急救转运网络，组建院内脑卒中快速抢救小组，开通急诊"绿色通道"，建立卒中中心和卒中中心的认证体系等措施，其核心就是要让大家都知道中风是急症，中风发生后应尽快送达有能力进行中风溶栓治疗的医院，并获得规范性溶栓治疗，以免延误治疗时机。

 ## *102.* 什么是降纤治疗？

降纤是降纤维蛋白原的简称。降纤药是一种丝氨酸蛋白酶，属于胰蛋白酶、激肽释放酶家族，常用的降纤药物有巴曲酶、降纤酶、蚓激酶等。降纤制剂的纯度、活性和氨基酸序列不尽相同，但作用机制大致类似。

降纤药治疗中风的作用机制：①降解纤维蛋白原，降低血液凝固能力，抑制血栓形成；②诱发内皮细胞释放组织型纤溶酶原激活剂，促进纤溶酶生成，减少血浆素抑制剂和纤溶酶原激活物抑制剂，增强纤溶系统活性，具有间接溶栓的作用；③降低血液黏稠度，抑制血小板黏附和聚集。降纤药应尽可能地在脑梗死发病 6 小时以内应用，特别适用于伴有高纤维蛋白原血症的缺血性中风病人，进展型脑梗死可延至发病 12 小时内，基底动脉梗死治疗时间窗还可适当延长。降纤药也可以用于一些短暂性脑缺血发作的病人。

降纤药用药相对安全。一般不与溶栓药、抗凝药合用，合用后会增加出血风险。用药过程中应监测纤维蛋白原、血常规及凝血功能等。

103. 什么是抗血小板治疗？

中风发生后，病人有复发（再次发生中风）的风险，而且再次发生中风的风险大约是未患中风前的 9 倍。大约 15% 的中风病人会在 1 年内再次发生中风或心脏病，甚至死亡。

想要预防中风复发，除了改变不健康的生活习惯，控制血压、血糖、血脂外，服用抗血小板药物也是防治脑梗死的最基本治疗。全球多项研究已证明，抗血小板药物可以显著降低中风复发的风险，因为血栓形成与血小板密切相关。抗血小板治疗是预防中风复发的重要措施。

抗血小板药分为四类：①环氧化酶抑制剂，如阿司匹林。②二磷酸腺苷（ADP）受体拮抗剂，如氯吡格雷（波立维）、噻氯匹定等。噻氯匹定起效慢，胃肠道反应、骨髓毒性（中性粒细胞和血小板减少）等不良反应大，病人耐受性差，目前已被氯吡格雷取代。③磷酸二酯酶抑制剂，如西洛他唑、双嘧达莫等。西洛他唑是周围血管病首选的药物，双嘧达莫已不作为单药使用。④血小板糖蛋白Ⅱb/Ⅲa拮抗剂，是一种新型、强效、合理的抗血小板药物，但目前仅限于心血管领域应用。

常用的抗血小板药是阿司匹林和氯吡格雷，未行溶栓治疗或抗凝治疗、降纤治疗的急性脑梗死病人，多在 48 小时内单独服用，或阿司匹林与氯吡格雷合用。但溶栓治疗或抗凝治疗、降纤治疗时，一般不同时应用抗血小板药，以免增加出血风险。

对急性缺血性中风病人来说，多数不容易做到在时间窗内接受溶栓治疗，即使在时间窗内，又不一定有抗凝治疗、降纤治疗的适应证。因此，抗血小板治疗更具有实际意义。

104. 服用阿司匹林有不良反应吗？哪些人不能服用阿司匹林？

服用阿司匹林可能出现以下不良反应：①胃肠道反应，最为常见，表现为上腹部不适、恶心、呕吐、腹痛、腹泻，严重者可有胃溃痊；②出血倾向，阿司匹林抑制凝血酶原形成，引起凝血功能障碍，有出血倾向；③过敏反应，少数病人可出现荨麻疹、过敏性哮喘、血管神经性水肿等；④对肾脏的影响，老年人可引起水肿、多尿等肾小管功能受损症状。

服用阿司匹林应注意：①服用阿司匹林可能出现以上不良反应，须由专科医生决定是否可以长期服用；②最好选用疗效确切、胃肠道反应小的"肠溶"阿司匹林，以保证可靠的效果，尽可能避免不良反应发生；③如需手术，术前1周应停服阿司匹林；④长期服用阿司匹林的病人应定期到医院化验血小板与凝血功能。

有下列情况的病人不宜服用阿司匹林：①患胃溃疡或十二指肠溃疡者；②近期内接受过手术，特别是做过眼科、内脏、颅脑手术者；③平时有出血倾向者，如容易发生牙龈或皮肤出血者；④有凝血功能障碍者；⑤有哮喘病史者；⑥对阿司匹林过敏者；⑦严重肝病、有出血倾向疾病（如血友病）者；⑧产妇和妊娠期妇女。

105. 什么是抗凝治疗？

抗凝治疗是指运用药物抑制血液凝结、防治血栓形成的治疗。一般不推荐缺血性中风病人应用抗凝药，但下列情况下可以考虑短期应用：①心源性中风；②进展性中风；③脑梗死溶栓后再闭塞；④颅外夹层动脉瘤；⑤伴蛋白C、蛋白S缺乏；⑥大脑静脉系统血栓形成和深静脉血栓形成等。

抗凝治疗最常见的不良反应就是出血。对大多数人而言，如果能够按照医生的要求应用抗凝药物，一般不会出现什么问题。

传统的抗凝药主要包括静脉用肝素和皮下用低分子肝素、口服华法林等。脑梗死急性期，一般选用皮下注射低分子肝素。普通肝素抗凝引起颅内外出血的发生率高，死亡率也高，已基本不用于缺血性中风急性期的治疗。合并心房纤颤的脑栓塞病人可以长期应用华法林；

长期卧床，特别是合并高凝状态，有形成深静脉血栓和肺栓塞危险的缺血性中风病人，可以考虑短期应用低分子肝素。

对于缺血性中风病人抗凝治疗的禁忌证包括：①有出血倾向者；②有血小板减少病史或抗凝过敏史者；③近期手术引起器官损伤性出血者；④急性细菌性心内膜炎者；⑤严重的肝、肾衰竭者；⑥有胃肠道溃疡或其他组织损伤出血者；⑦血压>180/100mmHg者；⑧有视网膜血管病变者；⑨处于脑、脊髓手术期间者。

106. 华法林要如何服用？

华法林为香豆素类口服抗凝药，别名为苄丙酮香豆素钠，化学结构与维生素 K 相似。其抗凝机制为竞争性拮抗维生素 K 的作用，使维生素 K 依赖性凝血因子 Ⅱ、Ⅶ、Ⅸ、Ⅹ 等合成显著减少，延长凝血酶时间。需已合成的上述凝血因子耗竭后，才能发挥作用，因此起效比较慢。

华法林成人剂量 6～12mg，每晚 1 次口服，3～5 天后改为 2～6mg维持。一般将用量调整至国际标准化比值（INR）在 2.0～3.0 时的药物剂量。应用抗凝药物过程中，需注意以下几个问题：①严格按照医生要求使用这些药物；②定期到医院检测 INR 和凝血酶原时间（PT），观察药物是否起效或是否过量；③因其他疾病就诊时，主动告知医生目前正在使用抗凝药物；④因华法林可与很多药物发生相互作用，故服药期间应慎用维生素、退热药、抗生素等其他药物，要在医生指导下服用；⑤服药期间，勿造成皮肤损伤，忌饮酒。另外，不能突然停药，应在 3～4 周内逐渐减量。

107. 中风病人如何实施脑保护治疗？

缺血性中风病人在缺血和血流再通后，脑梗死区神经组织发生了一系列病理生理变化，如酸中毒、兴奋性氨基酸增多、细胞内钙超载、自由基释放、脂质过氧化等，导致神经细胞损伤，这些过程分别称为"缺血瀑布""缺血再灌注损伤"。

针对缺血性中风的脑保护治疗是对缺血和血流再通后受到损伤的脑组织予以积极保护、修复，去除或减少造成组织损伤的要素，避免相邻正常脑组织受损，挽救未死亡的脑组织，并使之恢复或部分恢复原有功能，即干预"缺血瀑布""缺血再灌注损伤"。其结果就是增强神经细胞对脑缺血的耐受性，延长神经细胞在缺血情况下的存活时间。

缺血性中风的脑保护治疗是减轻脑组织损伤的重要方法，与溶栓治疗一样是脑梗死治疗的关键，而且应用的时间也是越早越好。因此，遇到急性脑梗死病人，应在争分夺秒溶栓的同时，实施脑保护治疗。

有脑保护功能的药物包括：①自由基清除剂，如维生素 E、依达拉奉等；②钙通道阻滞剂，如尼莫地平、盐酸氟桂利嗪和桂利嗪等；③阿片受体拮抗剂，如纳洛酮等；④谷氨酸拮抗剂；⑤兴奋性氨基酸受体拮抗剂，如一氧化氮合成酶（NOS）抑制剂；⑥其他，如他汀类药物及血管紧张素 II 受体阻滞剂。此外，还有胞磷胆碱、镁离子制剂等。

目前临床常用于缺血性中风的脑保护剂有依达拉奉、胞磷胆碱、尼莫地平等，其他脑保护剂多只在动物实验中显示有效，尚缺乏多中心、随机双盲的临床试验研究证据。脑保护剂除了用于脑缺血，还可用于治疗脑损伤、阿尔茨海默病、帕金森病、视网膜疾病等神经系统疾病。

 108. 中风一定要用脱水药吗？

因为并不是所有中风病人都存在脑水肿，因此中风病人不一定都要用脱水药。

一些中风病人，如脑梗死或出血灶不大，临床症状较轻，神志清楚，无剧烈头痛、呕吐，眼底检查未见视盘水肿，即无脑水肿和颅内压增高迹象的，可以不用或暂缓应用脱水药。若有脑水肿和颅内压增高迹象需应用脱水药时，可根据病人的临床症状和实际需要，决定脱水药的用量和用法。

中风后脑水肿多出现于发病后 6 小时左右，3～4 天达高峰，1～2 周消退，脱水药一般应用 10～14 天，7 天后逐渐减量，不可突然停用。在大面积脑梗死、大量脑出血，尤其是合并频繁癫痫发作等并发症时，脑水肿可能更为严重，脱水药的应用时间可适当延长。应用脱水药过程中，要注意脱水药的不良反应，如血容量不足、低血压、电解质紊乱及肾功能损害等，并应及时调整治疗方案。

109. 中风病人常用脱水药有哪些？

防治脑水肿的脱水药有高渗性脱水药如甘露醇与甘油果糖、利尿药如呋塞米、提高胶体渗透压的脱水药白蛋白及中药七叶皂苷钠等。一般水肿高峰期选用甘露醇，也可和以上其他几种脱水药联合应用，高峰期过后或轻度脑水肿时应用其他脱水药。临床上最常用的脱水药是甘露醇与甘油果糖。

无论是出血性中风，还是缺血性中风，甘露醇都比较常用。甘露醇本来是一种白色结晶状粉末，易溶于水，临床所用的即为 20% 浓度的水溶注射液。甘露醇经静脉输入人体后，通过提高血浆胶体渗透压，使脑组织内水分进入血管内，脑组织体积相对缩小而达到降低颅内压的目的，且降颅内压速度快。甘露醇在体内不能被吸收，无活性，绝大多数以原形从肾脏排出，从而带走大量尿液，产生脱水利尿作用。所以通常把甘露醇归为渗透性利尿药，或称为脱水药。在中风病人中，甘露醇常用在伴有颅内压增高或脑水肿的情况下，起到控制颅内压和减轻脑水肿的作用。

为了使甘露醇较好地发挥利尿、降颅压、消水肿的作用，医生常给病人快速静脉注入药液。例如，250ml 20%浓度的甘露醇，可在半小时之内一次快速静脉滴入，是正常静脉滴注速度的3~4倍。快速静脉输注的目的就是为了迅速升高血浆渗透压。

由于应用甘露醇经常是快速静脉输注，所以更容易增加心脏负荷。同时，因药物经肾脏排出，也增加了肾脏的负担。因此，对于心脏和肾功能不全的病人须慎用脱水药。即使使用，也要注意用药的剂量和输注的速度，并观察病人的承受能力。此外，由于大量利尿，还影响了机体水的平衡，并有可能因丢失一些矿物质而引起电解质紊乱。

甘油果糖是一种复方制剂，剂量为250ml，1~2次/天。与甘露醇相比，甘油果糖降低颅内压的作用弱且起效较缓，紧急降颅压时难以奏效。但甘油果糖有作用时间较长（可达10~12小时，甘露醇仅4~6小时），无"反跳"现象，一般不引起肾损伤，能参与脑代谢、提供热量等优势。因此，甘油果糖适用于合并心功能不全而不能耐受快速静脉输注甘露醇、伴有肾功能损害、不需要立即降颅压挽救生命等中风病人。

110. 中风病人如何正确选择中成药？

中成药在治疗中风时，使用方便简单，若能选择得当，能起到很好疗效。现在市面上中成药种类繁多，给病人选择带来了困扰。有些病人听说有新药，或在广告上看到，或听其他病人说哪一种药效果好，就盲目服用，结果花了很多钱却未起到应有疗效，反而延误了治疗。其实，中成药也是中药的一种，是为了方便病人应用而制成，因此应用中成药也应讲究按照中医学理论辨证使用。不是每一种中成药都适合于所有的病人，服用了不适合病情的中成药也是会产生不良反应的，也就是所谓的"是药三分毒"。那些认为中药是用来保健的，没什么不良反应的观点是不正确的。很多时候，误服中药的危害并不比误服西药危害小。

服用中成药，须依据病人具体病情，辨证选择用药：中医辨证是综合病人的体质、症状、舌脉等因素，运用中医学理论进行分析、判断，得出诊断的过程。中医治病讲究辨证施治，只有药物与证型相符，才会更好地发挥药物作用，达到良好的治疗效果。

中医临床上对中风的分型是很细致的，病人必须按照自己所属的证型服用药物才能起到治病的作用。中医学将中风分中经络和中脏腑两大类。中经络，无神志改变而病轻；中脏腑，有神志改变而病重。中经络又分肝阳暴亢、风痰阻络、痰热腑实、气虚血瘀、阴虚风动等型，中脏腑又分闭证和脱证。这些都需要临床医生根据病人的临床表现给出诊断，然后按照病人的病情处方用药才行，千万不能随随便便就服用某种中成药。另外，同一病人在中风的不同时期，应该依据证的变化，随时调整相应的中成药治疗，不能始终固守一方一药。

111. 为什么中风病人用药后有时病情还可能加重？

任何疾病都有一个发生、发展的过程，中风也不例外。无论是缺血性还是出血性中风，发病时病变可能很局限，引起的症状也相对较轻。当病变进展时，如血管由不全梗阻到完全闭塞，血栓由小血管向大血管的延伸，病灶因脑水肿等继发性损害而扩大，或者因血压波动等原因又出现新的损害，所有这些原因都会造成病情的加重。在病变已经形成的基础上，其自身演变的规律有时并不能在现有治疗手段下得到完全逆转。此外，病人的年龄和体质状况，原有的高血压动脉硬化及其他相关疾病的严重程度，以及有无出现并发症等，也都会对病变及病情的进展产生一定影响。

基于以上原因，当我们遇到上述病情加重的情况时，暂时不要武断地下结论，也不要动不动就要求转院，而是应当和医生一起分析病情加重的原因，在尽可能安全的基础上，有针对性地采取治疗和护理措施。事实证明，医生、护士、病人及家属的密切配合，对诊断疾病、治疗疾病，乃至疾病的康复都是至关重要的。

112. 哪些中风病人需要手术治疗?

　　尽管在大多数情况下中风是采用药物等内科方法治疗的，但有时也不得不采取外科手段，甚至一开始就考虑手术治疗。目前，中风的手术治疗主要用于某些脑出血和蛛网膜下腔出血的病人。应结合病人的全身情况及血肿大小、部位，尽早考虑病人有无手术适应证，并及时征求病人及亲属的意见，适时进行手术。对于一些急性大量脑出血的病人来说，可尽早进行手术治疗，清除血肿，缓解颅内高压，会极大地改善病人的预后。

　　高血压性脑出血大多发生在大脑半球的基底节区，如果这一区域的血肿比较靠外，即所谓外侧型，因其位置比较表浅，故手术易于清除，而且手术造成的正常组织损伤较小。所以，对于外侧型较大的血肿，估计药物治疗吸收缓慢，或因颅内压增高有危及生命的可能时，手术治疗是较好的选择。小脑半球出血虽相对少见，但若发生，即使血肿较小，因其继发水肿后对脑干构成压迫的威胁较大，一般也要考虑手术治疗。有时大脑半球出血部位虽然较深，但如果破入脑室系统，形成继发性脑室出血，也可选择时机进行脑室引流。

　　脑出血的手术方法包括开颅直接清除血肿，颅骨钻孔抽吸血肿，或经颅骨钻孔做脑室引流术。选择手术适应证除注意出血的部位和血肿的大小外，还要结合病人的年龄、体质状况、病情严重度及有无并发症等多方面因素综合考虑。有资料表明，恰当地选择手术治疗，可以提高脑出血病人的存活率。

蛛网膜下腔出血多因颅内动脉瘤破裂引起，不仅首次大量出血即可危及生命，而且还有再出血，以及并发脑积水和脑血栓形成的风险。为避免以上情况的发生，最好的办法是手术夹闭动脉瘤并清除蛛网膜下腔的淤血，其前提是经脑血管造影找到动脉瘤。目前随着神经放射学和神经外科学技术的进步，已越来越多地对蛛网膜下腔出血病人进行早期手术治疗，以绝后患。此外，近些年还开展了神经放射介入治疗，即在血管造影的显示下，经动脉插入的导管向病变局部注入某种栓塞物，以达到栓塞动脉瘤的目的。用同样的方法，也可进行某些血管畸形的血管内栓塞治疗。

至于缺血性中风，在急性期很少进行手术治疗，多半是针对较大动脉（如脑动脉的颅外段）的狭窄或血管内附壁血栓，采取预防性治疗的手术措施，如内膜切除、血管重建及血管旁路移植等手术。一般来说，这些手术对于已发生的脑梗死是于事无补的。

113. 什么是人工冬眠？

人工冬眠是仿照动物休眠的生理特征，用药物和物理降温的方法使病人处于冬眠状态，辅助治疗脑出血的一种方法，也称亚低温保护。通过人工干预的方法，如冰袋、冰毯、静脉输注低温液体、药物的"冬眠合剂"等，来实现"冬眠"的效果。

药物的"冬眠合剂"主要是一些具有中枢镇静作用的药物，如氯丙嗪、异丙嗪、哌替啶等。给病人注射一定剂量的药物后，病人即很快进入深沉的睡眠。此时，再用冰袋等物理降温的方法使病人的体温降低到一定程度，然后加以维持。

人工冬眠最明显的作用是控制病人的躁动，也可将病人的体温和血压控制在一定水平。同时，身体内部各器官的功能活动及基础代谢水平均有所降低，组织对能量和氧的需求减少，因此在一定程度上能减轻病变组织的病理变化过程，并使正常组织得到保护。人工冬眠用于中风时，可以减轻脑水肿，降低继续出血的危险，增强脑组织对缺血的耐受能力。

人工冬眠主要用于脑出血和蛛网膜下腔出血，尤其是那些躁动不安、血压不易控制的病人。轻症病人一般不需要使用人工冬眠措施，极重的病人伴有呼吸、循环衰竭，也不能使用。病人在冬眠状态下，需要加强护理，尤其应注意翻身或吸痰，否则会增加感染的机会。医生和护士也会对病人进行严密的观察。经过一段时间的冬眠，病人度过中风最危险的阶段后，即可采取复苏措施。实践证明，人工冬眠的确可以提高一部分病人抢救的成功率，并使预后得到改善。人工冬眠是辅助治疗脑出血的一种方法，而且越早用越好。

114. 中风病人是否要严格卧床？

对于患重病的人，大家都习惯让其安静卧床，好好养病。中风病人也不例外。一般来说，中风急性期的病人都应以卧床休息为主。中风病人卧床的目的是避免再出血与病情加重。脑出血急性期一般应卧床休息 2～4 周，保持安静，避免情绪激动、用力动作和血压升高，床头抬高 15°～20°，以防再出血及颅内压增高、脑疝形成；蛛网膜下腔出血病人应绝对卧床休息 4～6 周，避免搬动和过早离床，病房保持舒适和暗光，严防动脉瘤破裂、再出血及颅内压增高、脑疝形成；大面积脑梗死等有颅内压增高的中风病人应适当卧床。此外，合并严重心脏疾病的病人也要适当卧床。而一般脑梗死的病人则不需要严格卧床休息，鼓励早期活动。

缺血性中风的病人一般在刚发病的前几天最好也卧床休息，一般取平卧位即可。如果不是大面积脑梗死，没有头痛、眩晕、呕吐等症状，在血压平稳的情况下，可以较早开始活动，这对于瘫痪肢体的功能恢复是有利的。但是，对于有心脏并发症的病人，如心源性脑梗死的病人，应当在心律稳定、心功能比较好的情况下再开始活动。即使这样，有时仍难以避免在体位变动时又发生栓塞。

　　无论是出血性还是缺血性中风病人，凡有肢体瘫痪者，在卧床期间均应适当做一些按摩和被动运动。长时间卧床后要起来时，可先将病人头部和背部逐渐垫高，起来时也要先适应在床上坐，然后脚踩椅子或踩地坐在床沿，之后视肢体的肌力情况再扶起站立。

115. 中风病人睡眠不好怎么办？

　　大约有90%肢体残疾的中风病人存在睡眠障碍。这不仅表现为失眠，还可能有睡眠紊乱，即黑白颠倒、不睡或睡眠时间过长等。中风合并睡眠障碍，不仅影响生活质量，还易引起中风复发，因此要特别关注。

　　中风病人睡眠不好，首先，要调整好睡眠时间与规律，去除睡眠不好的诱因，保持乐观情绪，积极参加体育活动，合理安排饮食。其次，是给予镇静安神的中药及理疗等辅助治疗。最后，必要时可给予镇静催眠药。

　　常用的镇静安眠药有：①苯二氮䓬类，如阿普唑仑、劳拉西泮、氯硝西泮、地西泮（安定）等；②非苯二氮䓬类，如右佐匹克隆、佐匹克隆、唑吡坦等。入睡困难者，可选用起效快、作用时间短的镇静催眠药，如右佐匹克隆、佐匹克隆、唑吡坦、三唑仑；睡眠质量不好、多梦、夜间易醒者，应选用中长效镇静催眠药，如阿普唑仑、劳拉西泮、氯硝西泮等。

　　值得注意的是，失眠，尤其是早醒，常见于焦虑抑郁病人，应注意鉴别。老年人及有严重器质性病变者，应选用短效、作用缓和及不良反应小的镇静催眠药。另外，用药应从小剂量开始，睡前半小时服用，根据病情适当加量。长期或较长期服药者，为避免耐药性和成瘾性，需2~3个月换药，但不宜突然停药，以防出现反跳或药物不良反应。

116. 中风后继发癫痫怎么办？

中风急性期除了脑栓塞、大脑皮质梗死及少数皮质出血的病人以外，一般较少发生癫痫。一方面因为大多数缺血性或出血性中风都发生在大脑深部，而癫痫的发生多与大脑皮质的病灶刺激有关；另一方面则由于急性期中风多属破坏性病变，加上脑水肿效应，不大容易产生癫痫样放电。可是到了中风恢复期和后遗症期，病灶的组织修复形成瘢痕样结构，如果遗留的病灶在皮质或皮质下部位，就容易形成刺激性病灶而引起癫痫发作。

中风后继发癫痫通常发生较晚，多在半年以后，有的可在1～2年或更长时间之后发生。可是一旦发生，就可能经常发生，而且很难控制，严重时还会出现癫痫持续状态。中风后继发癫痫的类型以部分性发作或全身性发作多见。

遇到病人癫痫发作，千万不要惊慌失措。如果病人在床上，要保护好病人，防止其从床上跌下来；若病人躺倒在地，先不急于抱起病人，但也要保护其避免碰伤，等抽搐过后再行搬动。保护病人时切忌用力按压肢体，以防发生骨折。如果来得及，最好用筷子裹上毛巾塞在病人上下牙之间，以防抽搐时咬破舌头；同时还应松开病人的衣领，使其呼吸通畅。当抽搐过后，应使病人头偏向一侧，以利口腔分泌物流出。就一次发作来说，均可自然终止，抽搐过后病人一般要昏睡一段时间才能醒来。如果病人有可能连续发作，应当送医院进一步诊治。有些病人，特别是部分性发作者，发作过后，原来抽搐的肢体变得不能动了。这种情况若持续时间不长，可能是癫痫后的一种暂时瘫痪现象；但若持续不见好转，也有再次发生中风的可能，应当请医生看一下，以免延误治疗。

中风后继发癫痫的病人一般均要长期服药控制。常用的抗癫痫药物有苯妥英钠、苯巴比妥、卡马西平、丙戊酸钠等。这些药物虽有一定毒副作用，但在医生指导下应用还是比较安全的，且药物的不良反应较癫痫发作对人体的危害要小。那些害怕吃抗癫痫药会使人变傻，或是希望一次服药就能除根的想法都是不切实际的。

117. 中风后抑郁怎么办？

突发中风后，由于中枢神经系统的完整性受到破坏，会引起中风后遗症，同时也会引起病人不同程度的心理变化。心理活动是大脑的神经功能活动的表现之一，对中风后的功能恢复具有重要影响。中风早期，病人往往表现出对瘫痪的不理解，并难以接受这样的事实。尤其是一些原来自尊心极强的病人，心理上会受到极大的震动，难以承受这种变化，会出现悲痛、情绪低落、自卑抑郁、灰心沮丧、自暴自弃的情绪反应，不积极配合治疗，或拒绝治疗，或自我封闭；有些病人因为说话说不清楚，发音难听，就更不愿与人交流了。因此，必须重视病人的心理状况，并加以正确引导，使其能很快接受现实，并坚信在医生的治疗下能早日康复，并积极主动配合医护人员进行康复训练。

中风后抑郁是一组常见但又常常被忽视的病症。若临床上仅重视躯体功能的治疗，不注意改善病人的抑郁状态，常会影响中风病人的全面康复，导致治疗效果不佳。而且中风后长期的抑郁状态也会对躯体产生直接的影响，导致中风再发。同时，中风后抑郁病人生活质量下降，进而影响寿命，个别病人可出现自伤、自杀现象。因此，应积极帮助中风病人摆脱抑郁。

一是使中风病人得到心理-社会因素的支持，避免中风后抑郁的发生：①要引导有情绪低落、自卑抑郁等不良情绪的中风病人谈出内心的苦闷，同时医护人员与家属共同鼓励病人正确认识，积极应对所遇到的心理危机，对疾病抱着"既来之，则安之"的态度，避免对现实状况的持久抵抗而延误疾病的治疗；②尽可能地给予病人家庭支持，创造一个和谐的家庭氛围，以平静、微笑、轻松、愉快的情绪感染病人；③学习必要的中风相关知识，积极配合药物与康复治疗；④做一些以病人原来习惯为基础的休闲和娱乐活动，适当增加一些能够调节病人兴趣的"节目"，以放松、愉快为出发点，千万不要苛求参加某种活动而增加病人的心理负担。

二是及早发现、早期治疗中风后抑郁，治疗措施应包括：①心理治疗，要对病人的心理状态做出正确的评估，同时还应加强心理疏导，提高他们治疗的依从性，解除家属焦虑不安、悲观失望、抱怨等情绪；②药物治疗，尽早给予适当的抗抑郁药物；③改善脑功能等辅助治疗。

118. 中风后遗症还能好吗？

临床上，根据中风发生后的不同阶段将中风分为急性期、恢复期、后遗症期。急性期一般是指发病后 2～4 周。从急性期过后的 1～6 个月为恢复期。急性期和恢复期的时间长短与病变性质、部位、范围，以及病人的年龄、体质状况和有无并发症有很大关系。中风经半年治疗后，即转入后遗症期。后遗症期没有固定的时限，除非本病再次发作，特征是病情平稳，失去的功能不再有明显好转。急性期是控制病情发展，并使之趋于稳定和好转的时期。恢复期则是病情进一步好转，在功能上取得最大进步的时期。然而，在后遗症期，失去的功能虽然仍可有缓慢的改善，但功能障碍必将持续存在，甚至保留终身。例如，麻木、无力、发僵、发凉等都可能成为中风后瘫痪肢体的后遗症状，严重者语言障碍及瘫痪可能长期不见改善，有些病人吞咽功能也难以完全恢复。此外，感觉障碍也是一个较难恢复的症状。这些病人在 CT 或 MRI 片上会见到相应的陈旧病灶，就像瘢痕一样长期存在。

后遗症的多少和轻重不仅与上述急性期和恢复期所列举的影响因

素有关，也与急性期的治疗和恢复期的康复措施有很大关系。所以，要想少留后遗症，关键是早期诊断、早期治疗、精心护理和积极康复。

尽管药物治疗对后遗症往往起不了很大作用，但坚持功能锻炼对保持和改善尚存的功能仍是有益的。若能间断地进行一些针灸、按摩或理疗，对进一步改善功能也有帮助。人脑的潜力是很大的，受到损害部位的功能有时可从脑的其他部位获得部分代偿。所以，患有中风后遗症的病人千万不要丧失信心，除了注意受损部位功能的锻炼外，也要注意全脑功能的使用和开发，包括生活、娱乐、学习及劳作等多样化的内容，如此将会增加功能改善的可能性。

119. 中风的恢复期和后遗症期治疗应注意什么？

中风急性期一般病情极不稳定，而且还有出现并发症的可能，因此药物治疗是主要手段。进入恢复期时，病情已得到控制，并开始有所好转，此时继续药物治疗虽然仍有促进机体恢复的作用，但康复治疗和功能锻炼应逐渐占据主导地位。到了后遗症期，治疗中风的药物作用于遗留病变的效果甚微；虽说改善脑循环和脑代谢的药物在促进脑功能的代偿中仍有一定益处，但预防复发的措施及用药更重要。

急性期用药都是由医生决定的。然而在恢复期和后遗症期，往往很大程度上受到病人自己或他人的影响。举例来说，急性期过后诊断已经明确，病情已然平稳，为了尽快恢复，病人或家属就会到处打听"特效药"；一些好心人也会根据自己的知识和他人的经验给病人推荐一些"好药"。在这种情形下，病人面对诸多药品，常常会显得无所适从。到了后遗症期，一部分病人丧失信心，不愿再接受任何治疗；另一部分人则抱着"治总比不治强"的观点继续依赖用药；还有一部分病人和家属，他（她）们急切希望药到病除，无论是道听途说的还是广告上看到的药品都欣然接受。以上这些想法和做法都是不可取的。

要知道，具有相似作用的药物种类颇多。如果同时吃很多种药，不仅有可能会降低各自的疗效，还可能产生不良反应。有时因为药物的叠加作用，还会对病情造成不利的影响。当然，若是长期总吃几种固定的药物，疗效也会降低，不良反应也会发生。所以，病人即使是恢复期和后遗症期，也应定期在医生指导下调整用药。

中风是一个复杂的病理过程，不仅发生和发展有一定规律，恢复也有一定规律。医生需要根据病人的症状和有关检查进行综合分析，才能判断该病人的病程处于哪一阶段，以及当前的主要问题是什么，由此决定主要用药和辅助用药。康复治疗也是中风病人恢复期和后遗症期治疗焦点之一，在药物治疗的同时也要结合康复治疗和功能锻炼，才能达到更佳的疗效。

120. 什么是卒中单元？

卒中单元主要是以神经内科和神经系统重症监护室为依托，针对中风病人制定规范和明确诊疗目标，由神经内科、急诊医学中心、神经介入治疗组、康复科、神经外科多学科专业人员讨论和护理的医疗综合体。专业人员包括临床医生、专业护士、物理治疗师、作业治疗师、言语训练师和社会工作者等。卒中单元不是一种具体的疗法，而是针对中风病人的科学管理系统，能充分体现以人为本的医疗服务理念，是多学科密切配合的综合性治疗。卒中单元是一种新的医疗管理模式，可延伸到恢复期、后遗症期，提倡对中风病人进行集中收治，强调早诊断、早治疗、早预防，治疗个体化、规范化、及时化和合理化。

中风发病后1~3周是最易发生并发症的时期，其中肺部感染的发生率较高。肺部感染严重影响病人的康复，使病人神经功能恢复缓慢、神经功能缺损加重或死亡。卒中单元可以应用规范的指南和规程对病人进行检查和治疗，可有效减少由于卧床时间长而引起的并发症，使肺部感染的发生率降低，促进神经功能的恢复，减少病死率。与普通病房组相比，卒中单元可明显缩短病人平均住院时间，这是由于强化康复是卒中单元的特点之一，通过强化康复，能提高病人的日常活动能力。卒中单元通过对病人的全面康复治疗，加快了病人神经功能的康复，加快了床位周转率，让更多的病人享受到卒中单元的优质服务，同时还通过规范化治疗，有效地降低了药费，避免了国家卫生资源的浪费。

四

中风的护理与康复

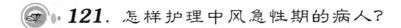

121. 怎样护理中风急性期的病人？

中风病人的急性期护理对病人的抢救成功非常关键，这一时期不仅需要采取多种治疗方法，还必须采取一些积极护理措施。

（1）安静休息，避免不必要的搬动：中风病人，特别是脑出血者，要尽量减少探视和避免不必要的检查、搬动。烦躁不安的病人要选择安静、光线柔和的房间，以减少噪声、强光等不良刺激；必要时加上床档防止坠地。

（2）及时吸氧：中风病人都有脑缺氧，临床上常采用鼻管给氧。操作时要注意病人的鼻腔是否通畅，以及鼻腔的清洁卫生。

（3）严密观察病情：如意识、呼吸、瞳孔和血压、脉搏、体温、四肢活动等，每 2～4 小时观察 1 次，监测心电图、血压及血氧饱和度。

（4）注意饮食和营养：宜给予清淡、易消化的食物。若有意识不清、呕吐等，应暂禁食，如果勉强进食可能会导致食物吸入肺内造成感染，但此间必须有适量的静脉补液。24～48 小时仍不能进食或进食有呛咳者，要通过鼻饲保证营养的供应。

（5）体位：一般情况下，平卧或侧卧位均可，头部平放，以保证脑部血液供应。但如果有颅内高压或脑水肿存在，则应将头部抬高15°～30°以降低颅内压。若病人呕吐或流涎较多、昏迷，需将头侧向一边或侧卧位。定时变换体位，2 小时翻身 1 次，勤按摩，保持衣服、被单干燥、平整，预防压疮。可以使用防压疮气垫床，改善局部血液循环。当受压皮肤发红时，应缩短翻身间隔时间。保持肢体自然体位，防止瘫痪肢体畸形。

（6）保持口腔清洁：帮助病人早晚刷牙，饭后漱口，防止病从口入。

（7）大小便护理：中风病人常有排便困难，可让病人多吃蔬菜、水果，多饮水，适当用缓和的泻药、推拿腹部等使病人定时排便。对于尿失禁病人，可以训练其按时排尿，以建立条件反射；对于尿潴留病人，若腹部热敷或针灸无效，可以保留导尿管，但要尽量缩短导尿的时间，并预防尿路感染。

122. 怎样观察和护理昏迷病人？

昏迷是很多疾病处于危重状态的一种表现，中风病人严重者也会发生昏迷。遇有昏迷不醒的病人，一般人都会束手无策。如果病人的呼吸、脉搏平稳，最好赶紧送往医院抢救。注意应有了解病人情况的人员陪同，以便能给医生提供更多的资料。若发现病人呼吸不好，应立即做人工呼吸。若是发现脉搏摸不到，要赶快听一下病人有没有心跳。如果心跳也听不清，可在做人工呼吸的同时进行体外心脏按压。总之，在这些情况下只能用你所知道的急救知识先就地抢救病人，同时打电话给急救中心。多数发病时昏迷的中风病人生命体征（脉搏、呼吸、血压）的变化有一个过程，一般均来得及送往医院。

无论是刚发病就昏迷的病人，还是以后因病情加重而进入昏迷的病人，对其病情的观察都是很重要的，特别要注意上述生命体征及意识、体温、瞳孔的变化。当昏迷逐渐加深时，病人即从烦躁多动变为少动或不动，呼吸也变得深慢或浅速而不规则，脉搏一般由强变弱，血压下降，瞳孔扩大或两侧不等大。有时体温急剧升高，若有抽搐也是病情急剧变化的标志。当病人出现呕吐或腹泻时，要注意吐泄物的颜色和性状，并留取标本以备化验。此外，还应注意观察病人的颜面部、嘴唇、皮肤、指甲的颜色，以及手足的温度，还有出汗和排尿的情况。

对于昏迷的中风病人在护理方面应注重以下几个方面。

（1）皮肤护理：按时翻身，保持床铺平整，勤擦洗身体，防止汗液、尿液长期浸湿皮肤，防止压疮形成。

（2）眼部护理：在进行翻身等动作时要特别注意保护眼睛，避免枕头或被子碰伤角膜；眼睑闭合不全者，每日可用生理盐水洗眼1次，再用纱布遮盖或戴眼罩保护角膜。

（3）口腔护理：及时清理口腔分泌物，如有义齿，应取出。每日用浸泡过生理盐水的棉球或棉签清理口腔，如有溃疡可涂锡类散等。

（4）呼吸道护理：昏迷病人由于长期卧床，痰液容易聚集在肺底，不易咳出。要给病人翻身叩背，以协助排痰，尽量减少肺炎的发生。

（5）饮食护理：昏迷病人需鼻饲饮食，鼻饲液应注意膳食平衡，添加高蛋白及富含维生素、纤维素、微量元素等的食物，并给予足够的水，另外要注意正确的鼻饲方法。

（6）肢体护理：穿弹力袜，进行适当的肢体被动运动，防止下肢静脉血栓。

（7）排尿异常护理：因尿潴留而留置导尿管的病人，要定期更换尿袋与尿管，以减少泌尿系感染的机会。针对尿失禁的病人要勤更换尿垫和尿湿的衣裤、被褥，保持会阴及肛周清洁。

 123. 怎样护理伴有高热的中风病人？

中风病人，特别是脑出血病人，在急性期常见体温升高，体温可以反映病情的严重程度。中风病人在急性期出现高热一般认为是由于脑内的体温调节中枢受到影响引起的。病人表现为四肢的温度低、躯干的温度高、不出汗或少出汗。而 5 天以后的高热，可能有感染的因素，病人有咳嗽、咳痰、寒战、多汗等症状。中风病人体温升高，会使脑的代谢加快，加重脑的损害，甚至加快病人的死亡。所以，对于中风高热的病人，要尽快把体温降下来，并注意感染可能。严密观察病人生命体征和病情变化。最好每 4 小时给病人测量 1 次体温，至体温恢复正常后 3 天为止，并做好记录。

病人护理措施如下。

（1）房间要保持空气新鲜，定时通风。室温在 10~20℃ 为宜。

（2）穿宽松透气的衣服，适当盖被，出汗时要及时擦干，及时更换汗湿的衣物被单。

（3）饮食宜清淡，多吃富含维生素、蛋白质、易消化吸收的流质或半流质食物。多饮白开水、果汁，并多食水果。

（4）物理降温：主要有温水擦浴、酒精擦浴、冰敷等几种方法。部位为两侧腋下、大腿根部、颈部等大血管处。冰敷时应注意保护好皮肤，每 15~30 分钟更换 1 次，在冰袋外包毛巾或纱布防止局部冻伤。

（5）对一些经上述治疗无效的病人可以进行药物人工冬眠；对有感染症状的病人使用抗生素治疗；对因高热引起抽搐的病人进行止痉治疗，并保持其呼吸道的通畅。

124. 怎样护理瘫痪卧床的中风病人？

不少中风病人度过急性期后瘫痪的肢体一时不能恢复，有的甚至长期瘫痪卧床。这些病人心里往往明白，但不能自己料理生活，所以身心都是痛苦的。在这种情形下，无论是医护人员还是病人的亲属，对病人所做的护理工作都显得特别重要，因为科学的护理不仅能促进病人身心康复，而且也是预防并发症的必要措施。

对于长期瘫痪卧床的中风病人可以从以下几方面进行护理。

（1）心理护理：瘫痪病人心理上有很大负担，对疾病康复失去信心、担忧拖累他人，因此常表现为悲观失望、忧郁或易激动、烦躁、情绪不稳等。在护理时应有同情心和耐心，尊重和体贴病人，鼓励病人以乐观的态度对待疾病，保持良好心境，树立战胜疾病的信心。

（2）日常生活护理：包括创造一个舒适、良好的休养环境，特别要注意被褥的清洁、柔软和舒适。定时翻身，一般每2小时1次，同时按摩受压部位的皮肤。做好饮食护理，既要注意营养，又要易于消化，多食富含纤维素的食物，以利大便通畅。每日早、晚为病人做好清洁卫生等。

（3）防止肢体肌肉挛缩和关节畸形：包括保持良好的躺坐姿势，并使各肢体处于自然的功能位；对上、下肢施行被动、主动运动等。每天应定时为病人做肢体按摩和被动运动，尤其要注意各关节部位的活动。一旦发现病人有了一些肌力，就要尽可能让病人自己多做一些主动运动。

（4）预防并发症发生：瘫痪病人卧床易引起压疮、吸入性肺炎、泌尿系感染、便秘等并发症，护理时应格外注意。

 125. 吞咽困难的中风病人如何进食？

吞咽困难的中风病人可先试着自主进食，但前提是进食时无明显呛咳，而且进食、进水量能够保证身体需要。食物的选择应具备两个条件，一是能引起病人食欲，二是利于吞咽。吞咽困难早期可选择香蕉糊、冻状酸奶、蛋羹等半固态食物。随着吞咽功能的改善，逐渐选择并增加固体和流体食物。

若吞咽困难的中风病人不能通过自主进食满足营养需要，且进食明显呛咳，最好行鼻饲饮食以保证机体生理的需要。

126. 中风病人膳食应注意哪些问题？

中风急性期应以清淡的流食、半流食为主。中风病人昏迷时，多鼻饲一些菜汁、米汤、鱼汤；病人神志清醒后，呛咳好转者，可经口进食，给予鸡蛋羹等糊状饮食；进入恢复期应给予富含蛋白质、纤维素、维生素的食物，注意粗细搭配，可给予豆制品和粗粮。

中风病人饮食应注意以下情况。

（1）忌食辛辣刺激之品如辣椒、芥末等，因此类食物可刺激机体产生热量，加快血液流速，使脆弱的动脉破裂机会增加。

（2）忌饮浓茶，因大量饮用茶，可以使心跳加快、血压升高，加重病情。

（3）忌食油腻之品，动物脂肪、脑髓、内脏及黄油、猪油等食品可使血浆内胆固醇和甘油三酯含量升高，引发或加重动脉粥样硬化。而且油腻食品有碍病人的消化吸收。

（4）忌摄入不足。中风病人活动量减少，进食量也会下降。长时间营养物质摄入不足，易造成营养失调，不利于疾病的恢复。

（5）忌食物过于精细。粗纤维摄入不足，会引起便秘。排便过度用力，腹内压升高，造成血压骤升可导致中风复发或加重病情。

127. 怎样给中风病人鼻饲饮食？

有些中风病人，特别是多发性脑梗死和脑干梗死的病人，可能因为咽部肌肉麻痹而不能吞咽，进食或进水都会引起呛咳。这种情况下一定不要勉强给病人喂食喂水，否则不仅会因呛咳引起肺炎，还会有窒息的危险。如果病人咽喉部肌肉麻痹一时不能恢复，为解决饮食问题，医生往往给病人插一条鼻饲管（胃管）。即在一侧鼻孔插入一条柔软的橡胶管或硅胶管，经鼻咽部、口咽部进入食管，直达胃腔。这样就能通过这条管道直接给病人灌注水和流体食物，而避免了呛入气道的危险。插胃管最好由有经验的医护人员操作，因为操作不当会使管子误行插入气管，或由于深浅不合适而影响鼻饲饮食的灌注。

胃管原则上要求每周更换1次，并进行煮沸消毒。平时要经常注意检查管子在体外部分的长度，以确定是否脱出；还要看看病人口腔内有无卷曲的管子，因为管子有时可随呕吐动作而脱出到口内。凡带有鼻饲管的病人，每天至少应做2次口腔护理，唾液和口鼻分泌物要随时吸出。给病人鼻饲饮食的时候，可先用注射器或带皮球加压的冲洗器向管内打一点气或清水，观察病人的反应，并确定管子是否畅通，然后再灌饮食。流食和水都要注意温度，不可过冷或过热。通常在灌完流食后，再用少量清水冲洗一下胃管，以免堵塞。鼻饲液的制作就是将食物与水等食材按一定比例用研磨器或榨汁机混碎制成液体状物。鼻饲以牛奶、豆浆、鸡蛋、米汤或藕粉等配制的混合奶为主食，适量加些糖、盐和熟植物油，消化能力较强和吸收较好的病人可间或给予一些熬制的鱼汤、鸡汤或牛肉汤。鼻饲食物的成分根据个人情况而定，以不堵胃管、适合病人消化为宜。长期鼻饲的病人可以将每日所需的主食、肉、蛋、奶、蔬菜等用电饭煲煮熟，经粉碎机混碎，植入冰箱内分次食用。鼻饲液的量因人而异，平均每天1200～1600ml，分4～6次通过鼻管注入胃内。同时，每天还要给予1000～1200ml的水（夏季适当增加），于给予鼻饲液间隔期间分次灌注。水中可适当加些果汁、蔬菜汁、蜂蜜等。至于药物，除钙剂可调配在饮食中外，其他药品包括维生素类，均应研磨后调水另行灌注。此外，糖尿病病人要注意免糖。关于混合奶的配制与加工方法，以及每个病人的具体食谱，可在医院的营养门诊得到咨询。

 128. 怎样管理中风病人的二便？

长期瘫痪卧床的中风病人经常会有便秘的问题，小便也有困难。

有些较为"糊涂"的病人还往往控制不住排便，弄不好就会搞脏被褥，时间长了还可能沤坏皮肤，促使压疮的发生。

便秘主要与胃肠蠕动功能减弱有关。饮食上除注意水分充足外，应当多进食一些富含纤维素、维生素和钾盐的蔬菜和水果，还可添加些蜂蜜。最好养成定时排便的习惯，清晨若空腹喝杯热饮料，有助于促进肠蠕动而引起排便反射。排便时若有困难，可顺时针方向按摩病人的腹部，或往肛门内打点开塞露。如经常便秘，可以服用麻仁润肠丸、通便灵等药物，也可用番泻叶代替茶来饮用。如果病人总是不排便，但肛门处却总有少量稀便流出，不要认为一定是消化不良或肠炎。此时若在病人左下腹部摸到不少粪块，则极有可能是"热结旁流"的现象。这是因为大便燥结过甚，结肠内的水分不能软化粪块，粪块又不能被肠壁吸收所致。在这种情况下，非但消炎药无效，而且任何泻药也都无济于事，最好的办法是用一只手给病人揉肚子，再用另一只手戴上医用手套，蘸点儿肥皂水从病人的肛门内尽量掏出粪块，问题便迎刃而解了。

小便困难多因病人腹肌无力或不习惯卧床排尿。男性病人若有前列腺肥大，卧床后更容易出现排尿困难，严重者还会发生尿潴留，并因此需要导尿。凡排尿困难的病人都要注意不要憋尿时间过长，排尿时可轻柔地按压小腹部。尿失禁的病人则需注意接尿的方法，男性可用广口瓶或尿壶，女性则用特殊的接便器。有人爱用阴茎套接尿管的方法给男性病人保留接尿，但时间一久，尤其在夏季容易造成阴茎皮肤糜烂。为解决长期尿失禁病人的接尿问题而一概导尿并留置导尿管的做法实不可取，如此只能增加泌尿系感染的机会，而且有碍病人今后排尿的控制。由于多次尿潴留而不得不长期保留导尿管的病人，需注意做到定时放尿、保持尿管口的无菌和尿道口的清洁，并在医生指导下做好膀胱冲洗及按照要求定期请医生给病人更换尿管。

无论有无尿失禁，长期卧床的病人都要注意会阴部卫生。女性病人应每天冲洗会阴，男性病人也需要每天擦洗。若有会阴及肛周皮肤潮红，可以涂抹氧化锌软膏。

129. 中风病人发生了压疮要如何护理？

瘫痪病人长期卧床，如果护理不当即容易发生压疮。压疮是由于身体局部长期受压，血液循环障碍，导致组织缺血、缺氧而发生的软组织损伤，又称压力性溃疡或褥疮。特别是营养不良的病人及瘫痪肢体伴有感觉障碍者更容易发生。压疮一旦发生，不仅造成护理困难，而且影响病人的康复，严重者还会危及生命。

压疮好发部位与病人所采取的体位有关，易发生在受压的骨突部位。平卧位易发于枕部、肩胛部、肘部、骶尾部、足跟，侧卧位易发于耳郭、髋部、膝关节内外侧、内外踝等受压处。

如果发现中风病人的皮肤已出现压疮，要加强营养，增加蛋白质、维生素和微量元素摄入，必要时抗感染治疗，预防败血症的发生。另外，要在医生的指导下，加强局部治疗和护理。

（1）增加翻身次数，避免局部组织长期受压，改善局部血液循环。保持床铺平整、干燥、无碎屑，并避免摩擦、潮湿和排泄物对皮肤的刺激。

（2）对于小水疱未破损的皮肤应减少摩擦，防止水疱破裂、感染，使其自行吸收；大水疱可以在无菌操作下用注射器抽出疱内液体，不必剪去表皮，局部消毒后，用无菌敷料包扎。

（3）如果有浅度溃疡形成的，应尽量保持局部创面清洁。可使用有利于上皮细胞生长的保湿敷料，如透明膜、水胶体等。

（4）如皮肤已经形成深度溃疡、发生坏死的，应注意清洁创面，清除坏死组织，促进肉芽组织生长。

（5）根据情况适当选择紫外线或红外线照射治疗。

130. 如何预防下肢静脉血栓的形成？

中风偏瘫病人因为长期卧床，下肢运动减少致血流缓慢，通过血液循环流回心脏的血量减少，血液呈高凝状态，淤积在下肢静脉，形成血栓。这些血栓一般与管壁轻度粘连，容易脱落，脱落的游离栓子可引起肺栓塞等严重病变。下肢静脉血栓可发生于下肢任何部位，临床常见的有两类：小腿肌肉静脉丛血栓形成和髂骨静脉血栓形成。前者位于末梢，称为周围型；后者位于中心，称为中央型。通过顺行繁衍和逆行扩展而累及整个肢体者，称为混合型。临床可表现为腿部疼痛、肿胀、小腿肌群轻压痛。早期症状易被忽视，病情继续发展常可见血栓从小腿向大腿继续伸延扩张，发生髂股静脉血栓，两下肢广泛肿胀、胀痛，浅静脉曲张，可以见到腿部蓝色弯曲走行的血管，往往这时才被病人发觉和引起重视。

因此，偏瘫病人长期卧床，需要多吃素食、青菜、水果，避免或少吃油腻食物，防治血液高黏滞状态；并且要常常活动患肢，帮助其血液循环。一旦出现上述症状，要引起足够重视，与医生联系，积极予以内科保守或外科手术治疗。

131. 睡眠昼夜颠倒怎么办？

在大脑病变造成大脑功能减退的病人，或因瘫痪等原因而长期卧床的病人，有时会发生夜晚不睡觉、白天总睡觉的问题，即平常所说的"昼夜颠倒"或"黑天白日颠倒"的现象。

我们知道，人类在长期进化的过程中，为生存而形成了日出而作、日落而息的习性。人体也像其他很多生物一样存在着生物钟现象。例如，人从早晨开始，全身各器官系统的功能活动逐渐增强，大脑也逐渐进入兴奋状态；经过一天的劳作，到了晚上，各器官系统的功能活动逐渐减弱，大脑也渐渐转入抑制，到一定时候即可入睡。

大脑功能减退或长期卧床的病人，如果白天缺少精神和体力活动，又缺乏外界环境的刺激，大脑就相对处于抑制状态，因而昏昏欲睡。到了夜晚，大脑因白天休息过多反倒抑制不下来。当万籁俱寂时，大脑内保存记忆的中枢更加活跃，就像正常人出现梦境一样。所不同的是，正常人是睡觉做梦，这类病人却是醒着"想事"，并且支配其语言和运动，于是自言自语、辗转反侧，夜夜不得安宁。

昼夜颠倒的病人其机体的生物钟被打乱，白天不能正常进食，夜晚又得不到休整，长此下去对身体是不利的。病人自己受折磨不说，因与正常人的作息不能同步，也使他人备受煎熬。那么，怎样才能纠正病人紊乱的生物钟呢？首先，白天要给病人安排充实而有规律的生活内容。例如，定时进行按摩和被动运动或主动锻炼，以及听读报纸或听音乐等。护理人员要经常与病人进行语言交流，做好心理护理。白天尽量不给病人用镇静药物，必要时也可在医生指导下给予适量的中枢兴奋剂。晚上应为病人创造良好的睡眠环境，睡前用温水给病人泡一泡脚，少量进食一些温热食物，排完便后再睡。在未养成习惯之前，晚上可口服镇静安眠药。经过一段时间的调整，昼夜颠倒的问题大多可以纠正过来。

132. 如何帮助中风病人洗澡？

中风病人经常洗澡换衣，有利于保持皮肤清洁，预防皮肤感染和压疮的发生。而且，沐浴还可刺激血液循环，增强体质。

卧床病人"洗澡"的方法主要是擦浴，应注意边脱、边擦洗、边穿衣，以减少过多的身体暴露，防止着凉感冒。洗浴时要注意如下情况。

（1）分部位逐步进行，先洗面部及上肢，再洗胸腹部及背部，然后换水换盆及毛巾，脱裤擦洗会阴部，最后擦洗下肢。

（2）洗浴先用湿毛巾擦，然后用蘸有肥皂水的毛巾擦，再用湿毛巾擦干净，最后用浴巾擦干。

（3）保持室内温度在22~24℃，擦洗用水温度在50~52℃，并注意随时添加或更换热水。

（4）擦洗在15~30分钟完成。

（5）为病人更换衣服时动作要轻而敏捷。

133. 怎么帮助卧床的病人翻身？

帮助病人翻身的方法如下。

（1）从仰卧位到健侧在下的侧卧位

1）床铺必须尽量保持平整。

2）使病人屈膝平躺，足跟紧贴床铺，以保持平衡。

3）一手放于患侧肩部，另一手放于臀部，用力将病人翻转，并将患肢置于良姿位。

4）翻转臀部和足底以引导偏瘫侧翻转。

（2）从仰卧位到患侧在下的侧卧位

1）帮助固定和内收偏瘫侧肩和膝关节。

2）使病人健侧肢体移到另一侧。

3）将患肢置于良姿位。

（3）从侧卧位到仰卧位

1）使病人偏瘫侧膝关节屈曲，双手紧贴在一起。

2）翻转肩和臀部，使病人仰卧。

3）患肢置于良姿位。

134. 中风康复治疗的内容有哪些？

绝大多数病人病情稳定后出院，仍需大量维持性甚至终身性康复治疗，才能巩固康复效果，否则可能使已取得的疗效减退或者功能障碍加重，甚至导致中风复发，病死率增加。中风康复是降低致残率最有效的方法，中风后进行有效的康复能加速康复的进程，减轻功能上的残疾。社区和居家康复为中风病人提供立足于家庭和社区的方便、连续、有效的康复服务，为病人完成后期康复训练及降低复发率、病死率等发挥着重要作用。实践证明，许多中风病人通过康复训练可以生活自理，甚至恢复工作能力。中风病人康复治疗包括以下几方面。

（1）物理治疗：是将自然界和人工的各种物理因子（如声、光、电、磁、热、冷、矿物质和机械、运动等）作用于人体，通过人体神经、体液、内分泌等生理机制的调节，达到预防、治疗和康复目的的方法。物理治疗包括电疗、光疗、水疗、蜡疗及中西医结合的电针疗法、超声疗法、穴位磁疗、中西药直流电导入疗法等。

（2）作业治疗：是指有选择地指导病人通过设计和利用治疗活动来提高日常生活活动能力，最大限度地恢复躯体、心理和社会方面的功能。目的是让病人逐渐适应个人生活、家庭生活、社会生活的种种需要。

（3）医疗体育：是康复医疗的主要方法之一。常用的有现代医疗体操及中医传统体疗，如气功、推拿等。推拿有助于促进中风痉挛状态病人的运动功能恢复，对提高上下肢运动能力与日常生活能力效果良好。

（4）语言训练：对失语病人施行语言训练，可在一定程度上恢复其语言能力。

（5）心理康复：研究病人的心理状态及智力状况，运用心理疗法促使病人保持愉快的心态，有信心战胜疾病。

（6）娱乐康复工程：娱乐不但有助于身体功能的改善，还可振奋病人的精神和情绪，避免产生孤独寂寞感，让病人觉得自己还有生活的乐趣。方式有听音乐、练习乐器、缝纫、绘画等。

135. 什么时候开始中风的康复治疗？

　　以往人们由于害怕再度出血，不敢早期进行康复治疗。实际上，正确的康复治疗引起再度出血的可能性很小。只要掌握康复训练的方法原则，循序渐进，及早进行康复训练不仅可以促进运动功能的恢复，缩短恢复期，还可避免一些并发症的发生。如果中风病人能够在中风急性期刚过去、病情开始稳定的早期开始运动功能的康复锻炼，可以防止因长期卧床而引起的肌肉萎缩、肌力减退、关节挛缩、骨质疏松、肺炎、呼吸功能减低、心脏储备降低、直立性低血压、压疮、血栓性静脉炎及痴呆等诸多不利影响。如果医护人员能与家属密切配合，重视病人的早期语言功能康复，大多数因中风而失语的病人，可随着语言功能部分或完成恢复而大大加强自己独立生活的能力，提高生命质量，减轻家庭和社会负担。

　　此时，病人主要是通过一定方式的运动锻炼，包括主动的或被动的，促进瘫痪肢体的功能恢复，防止瘫痪肢体的挛缩，使处于缩短状态的瘫痪肌肉得到伸展，松弛关节周围各种纤维组织，防止关节挛缩畸形的发生。早期活动还可改善血液和淋巴循环，加快新陈代谢，刺激神经功能恢复，从而防止或减轻肌肉、骨骼、皮肤因为失用导致的萎缩，预防并发症的发生，并使病人恢复自信心，改善精神状态，以积极的态度对待疾病。

　　一般情况下，中风病人的恢复常在发病后数天开始，1~3 个月达到最大限度，3 个月后因挛缩形成，恢复过程变得缓慢，半年后恢复的可能性变小，1 年以后就很难恢复了。所以，提倡中风病人一旦病情稳定，就可以进行锻炼，促进病体康复。

　　调查发现，在中风后 3~7 天开始康复者，平均康复时间为 21~55 天；而 1 个月后开始康复者平均康复时间为 6 个月以上。因此，近年来越来越多的医学专家支持早期甚至超早期康复，以尽可能防止上述各种不利影响，并可增强和树立病人坚持锻炼的信心，减轻或消除病人对瘫痪等致残率的忧虑和不安。

因中风的病因、病情不同，每个中风病人开始康复治疗的时间不能硬性规定，但只要符合下列条件的中风病人，一般应尽早开始康复治疗。缺血性中风病人只要神志清楚，生命体征平稳，病情不再发展，48小时后即可进行。出血性中风可视病人病情稳定，于病后10～14天开始进行。

136. 推拿可以帮助中风病人康复吗？

推拿治疗是应用手或肢体的其他部位，在病人体表特定部位或穴位上，施以技巧动作，给予适度功力，来防病治病的一种中医外治方法。因推拿无服药之不便、针刺之痛苦，经济、安全，故易为病人所接受。

实践证明，推拿对瘫痪肢体的恢复是十分有利的。①推拿可以使受作用部位发生物理和化学变化，改变局部组织的生理反应。通过神经系统反射性地调节身体功能，使瘫痪肢体血液循环和淋巴循环得到改善，营养局部皮肤和肌肉，增加肌肉和韧带的伸缩性，解除肢体的挛缩、畸形及肌肉的痉挛。②推拿能够疏通经络，改善肢体局部营养代谢、促进局部组织的修复功能，解除肌肉痉挛。因此，推拿主要适用于恢复期和后遗症期的中风病人，可协助改善偏瘫等功能活动。③中风病人最常见的体征是关节僵硬、行动迟钝，通过推拿可松解粘连，滑利关节，改善关节部的营养，促进新陈代谢，增加关节的活动度，使关节功能逐步得到恢复。

推拿已成为我国独特康复疗法的一个组成部分，对多种疾病都有良好的效果。许多中风病人通过推拿加快了康复的进程，因此，推拿对中风病人非常有益。

137. 针灸治疗对中风偏瘫有用吗？

　　针灸治疗偏瘫的作用不仅在国内医学界得到了承认，而且一些发达国家的医生也纷纷通过自己的临床研究证实，针灸治疗对急性期及亚急性期脑卒中（中风）病人的运动功能、日常生活活动能力的改善有明显的促进作用。

　　针对偏瘫的针刺方法有头针、眼针、体针。

　　头针：是以中医经络学经气横向联系理论为依据，结合大脑皮质功能定位在头部发际区投影部位来划分治疗区，治疗中风半身不遂常常取用运动区、感觉区、足运感区等。

　　眼针：是以眼与脏腑、经络的关系为理论基础，根据眼球结膜上血管的形色变化，判定疾病的性质与部位，然后辨证针刺眼周特定区穴以治疗全身疾病的一种方法。治疗中风半身不遂常常取用上焦区、下焦区、肝区、肾区等。

　　体针：依据经络循行分布规律和腧穴的局部治疗作用选取穴位，阴经与阳经取穴相结合，诸穴相互交叉选择，内外兼顾，标本并施，从而激发经气运行、疏通经络、行气活血，从而达到促进局部肌肉被动运动，改善肢体不遂症状的目的。上肢不遂者，多选取极泉、天府、尺泽、手三里等穴位；下肢不遂者，多选取血海、阴陵泉、地机、三阴交、太溪等穴位。

　　一般说来，对偏瘫病人进行针灸治疗，以头针加体针效果更佳。在进行头针治疗时，有些病人在针刺部位对侧或同侧肢体可出现热麻感或抽动等反应，这些感觉（针感）多在针刺3分钟左右出现，一般持续3~10分钟消失。个别病人起针数小时后才出现针感；也有的病人针感可持续数小时；多数病人虽无这些感觉，但疗效也很好。

138. 针灸治疗中风有禁忌证吗？

并不是所有中风病人都适合针灸治疗。针灸治疗中风禁忌证如下。

（1）病人身体状况不好、极度虚弱、过于疲劳、饥饿、精神过度紧张。

（2）严重心脏病、血液病、自发性出血不止者。

（3）生命体征不稳定者，如血压过高。此外，皮肤感染、溃疡、瘢痕、肿瘤等部位不宜针刺。

139. 什么是物理疗法？

物理疗法是指应用各种物理因素作用于人体，以防治疾病的方法，临床上常简称为理疗。物理疗法包括作业疗法、语言疗法、心理疗法等。

作业疗法是指以有目的的、经选择的作业活动为治疗手段来改善和补助病人功能的方法，其目的是最大限度地提高病人自理、工作、休闲等日常生活能力，提高生活质量。作业疗法主要包括功能障碍的评价与训练、认知和知觉训练、日常生活能力的评价训练、环境改造的设计和指导等。

语言疗法是指对因疾病而致的语言障碍或失语症病人进行治疗的方法。通过语言治疗，提高病人语言理解及表达能力，帮助其恢复交流功能，使之重返社会。语言训练人员应先根据病人的语言情况和病变部位诊断出障碍类型，然后运用不同的方法，通过听觉、视觉、触觉等多途径的刺激引发并强化病人的正确语言反应。

心理疗法是运用心理学的原则和方法来治疗心理疾病和心身疾病的方法。中风造成的身体残疾及功能障碍常会引发病人出现焦虑、抑郁等心理障碍，同时中风也可引起病人记忆力、注意力及定向能力等多方面的认知障碍。心理疗法通过语言、表情、姿势、态度、行为的影响，改变病人失常的感觉、认识、情绪、性格、态度和行为，使失调的大脑神经功能得以恢复，从而使病人异常的情绪和行为得以减轻或消除，主要方法为支持性心理治疗、理性情绪疗法和行为疗法。

140. 偏瘫病人如何家庭按摩？

由于中风偏瘫病人瘫肢运动不灵，自我按摩往往比较困难，此时家庭成员应给予按摩治疗，以预防肢体畸形和挛缩，促进瘫肢功能恢复。但操作前需先排除肢体血栓。几种常用的家庭按摩方法如下。

（1）病人取仰卧位，按摩者站在其患侧，用两手由上而下捏拿病人瘫痪的上肢肌肉，然后重点按揉和捏拿肩关节、肘关节、腕关节，用左手托住病人的腕部，用右手持病人的手指，每次5分钟；用两手由上而下捏拿病人瘫痪的下肢肌肉，重点捏拿和按揉髋、膝、踝关节，然后用手掌将下肢轻抚几遍，每次5分钟。

（2）病人取俯卧位，按摩者站在其患侧，用两手拇指按揉背部脊柱两侧，由上至下进行，并用手掌在背腰部轻抚几遍，每次5分钟；用两手由上而下捏拿病人瘫痪的臀部及下肢后侧的肌肉群，轻抚几遍，每次5分钟。

（3）病人取坐位时，按摩者站在病人的背面，按揉肩背部，每次5分钟。

另外，按摩时手法需刚柔兼施，切忌动作粗暴。

141. 如何帮助瘫痪病人进行肢体锻炼？

功能锻炼是瘫痪病人在恢复期进行的一些锻炼项目，在很大程度上决定着瘫痪肢体的康复进程，同时对全身各系统的功能也发生着有利的影响。功能锻炼包括的内容很多，这里主要讲肢体的锻炼。

瘫痪病人在急性期应使其瘫痪的肢体保持在功能位，以防止发生挛缩畸形。

功能锻炼包括被动运动和主动运动。当患肢一点也不能动时，主要进行被动运动，即由他人帮助按摩和活动肢体，特别是关节部位的活动。由于患肢常常伴有感觉障碍，除护理上要注意防止压疮、烫伤等损伤以外，做被动运动时也要避免过度牵拉造成肌肉、关节和韧带的损伤。活动量要逐渐增加，手法也要由轻到重，避免粗暴用力。若肢体已有挛缩，应在按摩后再做被动运动，活动范围也要适度。在此阶段，如果病人能够配合，同时也要鼓励病人做一些意念运动锻炼，即肢体虽然不能动，也要用大脑去想如何用力。

当病人的患肢已能做一些主动运动时，必须珍视每一点滴的进步，鼓励病人在可能的范围内活动肢体，但被动运动仍不可缺少。以后视患肢好转的程度，逐步增加主动运动量，最后达到完全靠主动运动进行锻炼。当病人做主动运动锻炼时，应注意保护，防止出现坠床及跌伤等意外。

有时病人自己也可用健康肢体帮助活动患肢，如左侧偏瘫者用右手活动左上肢。这种方法虽然也属被动运动，但就全身来讲，也有主动运动的成分，且能调动病人的积极因素，应予鼓励。但是，这种方法因其活动范围有限，终归代替不了由他人帮助进行的被动运动，更不能取代意念运动和主动运动。

功能锻炼贵在坚持，并应循序渐进，定时定量，由简到繁，不可急于求成。必要时可请医生帮助制订功能锻炼方案，并配合针灸等治疗。有条件也可在医院的康复医疗科进行综合性的康复治疗和训练。

142. 中风后锻炼有哪些注意事项？

锻炼对中风病人的恢复至关重要，那么中风后锻炼该注意哪些问题？遵循哪些原则呢？以下几点应注意。

（1）每学一个动作，务必了解其具体内容、功能和正确做法。每练一个动作，务必做到姿势正确并把意念集中在这个动作正在锻炼的主要身体部位上。

（2）在康复锻炼中不要偏重多练某些部位，而忽视锻炼其他部位，要全面兼顾各关节、肌肉，以及各种不同功能。要时常改变锻炼项目，如果锻炼某部分肌肉长期采用相同的动作，就会因习惯动作而感受不到新鲜刺激，从而降低锻炼效果。

（3）切勿锻炼过度。在一次康复锻炼课程中，负荷和强度的增加应力求适当，量力而行。在开始锻炼时，应先做充分的准备活动。开始进行新康复锻炼动作时，应由家属在旁保护，以保证安全，防止扭伤筋骨、撕伤肌肉和韧带等事故。

（4）想产生良好的锻炼效果，必须按规定的时间进行，不能缺课和中断，除非疲劳过度而有意休息几天。时断时续地锻炼，不能使被锻炼的部位感受到一定的重复性刺激，不能产生相应的效果。

同时，可做一些康复锻炼记录，从中总结病人对哪个动作反应较好或较差，锻炼期间哪段进步较快或较慢。从中得出改进锻炼的有效办法，以鼓舞病人坚持锻炼，不断进步。

143. 偏瘫病人怎样练习翻身动作？

翻身能刺激全身的反应和活动性，是重要的治疗性动作。转换体位要掌握循序渐进的原则。可先被动翻身，使病人增加感觉，再逐渐过渡到主动翻身。

被动翻身要注意：翻身前要求病人用健腿勾住患腿，以协助翻身，并按要求在健腿帮助下把患腿摆正；翻身训练可在病床进行，有条件时也可在地板上进行，使病人解除掉下来的恐惧感；无论向健侧还是向患侧翻身，都应注意教病人将患侧肩臀部放在舒适的体位；病人经被动翻身训练，掌握了一定的翻身技巧，控制能力改善后，应逐渐减少对病人的帮助，使其过渡到主动翻身。

第一种方法：充分利用惯性。①向患侧翻身，病人取仰卧位，双手交叉握，健侧上肢带动患侧上肢伸展；健侧下肢屈曲，患侧下肢伸直。双上肢先摆向健侧，再摆向患侧，可重复摆动，当摆向患侧时，顺势将身体翻向患侧。②向健侧翻身，病人取仰卧位，将健侧腿置于患侧腿下方，双手交叉握，向上伸展上肢，左右摆动，当摆至健侧时，顺势将身体翻向健侧，同时以健侧腿带动患侧腿，翻向健侧。

第二种方法：①向健侧翻身，病人用健手将患肢放在胸前；健足插到患腿下面，把患腿放在健侧小腿上。②在转颈及肩的同时，用健足向患侧用力蹬床，身体跟着转过来。③向患侧翻身，将患臂移向身体外侧，拇指指向床头。并使健腿膝部立起。抬头、颈前曲、转上半身。同时将健足稍向外移，然后向外侧蹬床，身体随着转过来（图4-1）。

如果病人做以上两种主动翻身活动有困难，可选做主动辅助运动。即在床的两边各固定一条带子，用手拉着协助进行翻身训练，后逐渐放开，以适应主动翻身。

第一种方法：向患侧（健侧）翻身

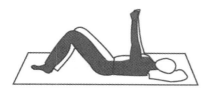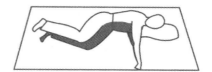

第二种方法：向患侧（健侧）翻身

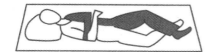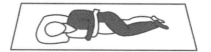

图 4-1　偏瘫病人翻身示意图

 144. 偏瘫病人怎样练习从卧位翻身坐起？

　　偏瘫病人开始坐起时可由家人帮助其被动坐起。床边被动坐起方法：让病人患侧卧位于床上，然后，两小腿垂放在床边；家人一手扶住其健侧的髋部，另一手放在其肩胛骨后方往上推，帮助病人坐起。坐起时，病人可用健手扶住家人肩部辅助支撑。注意在帮助病人坐起时，千万不要用力拉患侧手臂，以免损伤肩关节。

　　病人适应被动坐起后，可进行主动辅助坐起的训练。方法：在床头系住一条绳子，让病人健手拉着绳子坐起来。

　　当病人掌握了坐位平衡，并且通过主动辅助坐起训练，熟悉了一定技巧后，便可进行主动坐起训练：病人将患手放在胸前，健足插入患侧小腿下方，健手拉住床沿，以协助翻身；用健腿把患侧腿勾到床边，并垂于床沿，然后用健手扶床沿逐渐使上半身抬起，用肘支撑，慢慢伸直肘关节用手支撑坐起。

145. 怎样训练偏瘫病人从床上转移到椅子上？

将中风病人从床上转移到椅子上，有以下几个方案。

方案1：家人先按前述翻身坐起的方法帮病人坐到床沿，双足着地，再给予以下帮助：①将椅子侧放在病人健侧。面对病人，双足站稳顶住病人双足，用膝顶住患膝，以免滑脱或因膝无力而跪倒。②双手搂住病人腰部，帮助其站起，向健侧移动，使其重心落在健腿上，并以此为轴转向健侧，使臀部对准椅面。③帮助病人慢慢坐到椅子上，可以让病人用健手扶住椅面，增加稳度和安全感。

方案2：病人自己从床坐到椅子上要领如下。①病人坐到床沿，双足着地，椅子侧放在其健侧，病人健足适当内旋。②健手扶住椅面或外侧扶手，伸肘支撑躯干趁势站立，重心落在健腿上，并以此为轴向健侧旋转，使臀部对准椅面，慢慢坐到椅子上。如非扶手椅，健手可支撑在椅子的一角上。

146. 怎样训练偏瘫病人坐稳？

当病人依赖靠背能达到正坐位时，即应开始进行坐位平衡训练，即病人不用扶持、依靠，而能自己坐直。主要目的是增加躯干肌的控制能力和平衡感觉能力。

（1）练习前后平衡，使病人获得躯干的控制能力，能坐稳不向前倾倒。首先，扶病人坐在靠背椅上。病人双前臂互抱于胸前。然后，让病人慢慢前倾，或由家人拉住其双肘引导前倾，直到将倒而未倒为止。最后，让病人慢慢恢复到正常坐位，反复训练，直到将病人轻轻推前推后都不会倾倒为止。

（2）训练左右平衡，使病人能支撑患肢，不侧倒。首先，病人端坐于靠背椅上，双前臂互抱置胸前，健手托在患手下面。然后，在家人的监护下，病人将上身倾向一侧，重心也逐渐移向该侧下肢，直到将倒未倒为止，然后逐渐恢复到中立位。继而，向另一侧倾去，操作要领同上。左右往返做平衡训练，直到从左方或从右方轻推病人都不会倾倒为止。

训练时，家人可以站在病人身后给予适当的帮助并注意保护，以免病人倾倒摔伤。

147. 偏瘫病人怎样练习从坐位转到站立位并站稳？

当偏瘫病人能保持坐位平衡后，髋关节有了一定的控制能力，身体其他条件允许，便可以进行站起训练。

在站起训练之前可先进行足跟踏地活动，这可作为下肢肌张力及感觉低下病人的立位准备动作和下肢负重的准备动作。足跟踏地活动时，助者用一只手保持患足和足趾向上翘，将另一只手放在患膝上；先把患足从地面举起，然后向下按压膝部，使足跟触及地面；不能让足掌部触及地面，如此反复。

（1）扶持站立：扶持站立对于一般病人来说不太难，只要身体条件尚好，没有活动禁忌，很容易做到。由助者扶持训练完成后，病人可自己扶着床栏、门、椅子等练习站起。

（2）主动站起：站起练习时，病人双足平踏地面，足跟不能离地，患足要与健足平行或稍后一些，否则影响患足负重；双手十字交叉相握前举，肘关节伸直，身体前倾，抬头、挺胸，髋关节自然弯曲，膝关节前移并弯曲；头部超越双足，伸展髋、膝关节后站起。

站起练习开始时坐位可以高一些，随着病人的进步逐渐降低坐位高度，坐位越低，站起来越困难，下肢在屈曲状态下的负重就越大。站起训练时一定要注意保护病人，开始时伸膝和伸髋宜缓慢进行，站立时要保持一定程度的屈膝，避免损伤膝关节。

148. 中风病人什么时候适合练习步行？

中风病人达到以下条件时才能进行步行训练。

（1）下肢肌力达到负重要求，即两足站立时患腿无瘫软跌倒。

（2）能保持站立位的重心稳定，即病人站立旋转骨盆或肩部时能调整并保持重心平稳。

（3）站立时能主动屈曲髋部，即能主动抬腿。

一般情况下，病人即使具备了步行的条件，也只能进行缓慢而不流畅自如的短距离行走，也就是"病后早期步态"，距离正常步行还相差很远。

"病后早期步态"常表现为：①迈步困难，即屈髋、屈膝、屈踝能力不够。如果病人用力抬腿，就会出现髋及大腿外展外旋、小腿外旋和足向内翻的异常运动模式。②迈步后小腿不会向前摆动，膝伸不直，踝关节不能背屈，所以常常是足尖先着地。③患腿负重时常常因肌力不够而出现屈膝屈髋、骨盆下沉，有时为了代偿而出现向后"翘臀"和"膝反张"（即蹶屁股和膝关节过度伸展）。

这三种情况对恢复正常步态极为不利，病人必须进行步行训练，通过训练控制或纠正异常步态，重新学习正常步态。

149. 偏瘫病人如何进行步行训练？

偏瘫病人步行训练的具体方法如下。

（1）双上肢扶床边或周围固定物，双足摆放与肩同宽，下肢屈曲做下蹲和起立练习，继而膝关节交替屈曲，做足尖不离地（只将足跟提起）的踏步练习。

（2）在他人扶持下步行，逐渐过渡到独自步行。

（3）步行时要重视步态的质量控制，尽量使步态接近正常，不要诱发出异常步态，如躯干倾斜、提臀划圈、内翻垂足等。

150. 偏瘫病人有哪些有益的运动？

偏瘫病人可以在床上由家人帮助做一些有益的运动，包括躯干活动和肢体的活动。各部位活动以每天 2~3 回，每回 5 次以上为宜。

（1）躯干活动

1）髋与肩做反方向运动：头肩向左，下肢与髋向右；头肩向右，下肢与髋向左。

2）可由家人帮助，或病人自己的健腿带动患腿来旋转。为使两下肢的动作一致，可在两膝间夹一块厚海绵或一本软皮书。这样的髋肩反向运动对减轻躯干肌肉痉挛很有好处。

（2）上肢的被动运动

1）肩部：防止肩下沉、退缩、脱位、肩痛和肩关节挛缩。方案1：病人将患臂垂直指向天花板，家人将右手放在病人腋下，将其患肩推向前上方，用左手将病人的患臂轻轻提起。注意不要用力牵拉。方案2：家人以右手握住病人的前臂，将其上肢外展。左手从病人腋下将其肩上托。

2）肘部：握住病人手腕，帮助病人屈肘举臂并外旋，再收臂内旋，并屈伸肘部。注意：进行肘部被动运动时，要先活动健侧，确定最佳活动范围，再活动患侧，不要超过健侧的活动范围。一旦病人感到疼痛，应立即停止运动。

3）腕部：一手握住病人患手，另一手握住患肢腕部，做腕部屈伸运动。屈腕时同时屈指，伸腕时同时伸指。

4）手指：握住病人伸直并拢的四指，拇指顶住病人手背，向上活动指掌关节。左手握住病人的拇指，左手拇指抵住病人的手掌，右手握住病人四指的末节，活动病人的手指。双手分别握住患手四指和拇指，活动拇指掌指关节。

（3）下肢的被动运动

1）髋膝部：包括屈曲、伸展、上举、外展、内收、内旋、外旋活动。①屈曲、伸展：家人站在患侧，一手托住足跟部，另一手托住膝关节后方。将下肢抬高的同时，髋、膝关节进行屈伸运动，使膝关节尽量向胸部方向运动。伸展时，则先伸展膝关节，再伸髋。②上举：病人膝关节保持伸展位，家人将其下肢抬高70°左右。运动过程中要尽量控制膝关节的屈曲。③外展、内收：将病人下肢抬起后做外展内收运动。整个过程中，患侧踝关节要始终保持在正常位置，健侧下肢要保持稳定，必要时可用一较大的沙袋放在膝关节上，起固定作用。④内旋、外旋：使病人的患侧膝、髋关节各保持90°，然后分别交替进行外旋、内旋运动。

2）踝部：家人一手按住病人小腿前部，另一手握住其足跟，前臂抵住足掌，利用前臂力量向上推压足底，并维持数秒，以使踝关节充分背屈。注意手法要柔和，不可粗暴。

3）趾部：家人两手分别握住患足的足心及足趾，屈曲和伸展足趾，来回屈伸的动作要柔和。

家人不在时，病人可利用自己的健侧肢体辅助患侧活动。

（1）方案1：健手在胸前握住患肢的手，十指交叉；用健肢带动患肢，在胸前伸肘上举；慢慢放下双臂置胸前。方案2：用健手握住患肢的手腕，用健臂带动患臂，在胸前上举过头；边屈肘边放下两臂置头顶；再在头前伸肘上举。最后在屈肘的同时，将双臂放回胸前。

（2）肘的主动辅助活动：用健手握住患侧前臂，向上提，带动患臂屈肘；然后带动患臂伸肘。

（3）腕和手的主动辅助活动：健手握住患手四指做旋转动作；患手掌心向上，用健手按压患手做伸腕动作；健手捏住患手拇指，带动患手拇指做不同方向的旋转或屈伸动作。

151. 偏瘫病人怎样穿脱衣服？

偏瘫病人一侧肢体活动不利，所以穿衣与正常人不同，必须注意防止患肢过度牵拉受损，充分利用健肢。穿脱衣服的顺序是穿衣时先穿患侧，后穿健侧；脱衣时先脱健侧，后脱患侧。更换衣服时，健侧上肢先脱，一侧脱下后马上穿上替换的衣服；更换患侧时，要保护好肩关节，防止过度牵拉受损或脱臼。衣服种类不同穿脱方法有所不同。

（1）穿脱套头衫：穿衣先把衫袖套进患手，健手随即穿上另一衫袖；向前弯腰，把头垂下，健手将领口撑开。将衣服拉下整理好。脱衣时弯腰，健手从背后将衣服拉过头部，脱衣时头垂下及向前。

（2）穿脱衬衫：穿衣先把衫袖套进患手，健手拉着衣领，沿肩膀把衬衫拉至好的一侧，健手随即穿进另一衫袖，扣好纽扣。脱衣时先将健手衫袖脱下，或用健手从背后将衣服拉过头部，脱衫时头垂下及向前。

（3）穿长裤：将患足搭在健足上，把裤管套进患足，拉高直至足掌露出。健足穿进另一裤管，将裤腰尽量拉高至大腿，双手弯腰向前站起，把裤子拉过臀部，然后坐下，拉上裤链。不能站起的病人，可以躺下，翘起臀部，把裤子拉上。站起时要拉着裤腰，以免裤管下滑。

（4）穿鞋穿袜：将患足搭在健足上穿，或以鞋拔协助。穿袜时，也可将患足放在矮椅上穿。

152. 中风病人语言和吞咽功能会恢复吗？

语言和吞咽功能障碍对中风病人来说是仅次于肢体瘫痪的神经功能缺损症状，其恢复有时也是很困难的。

对于中风病人来说，失语症常比偏瘫对病人的伤害更严重。失去语言表达能力或听不懂人家说话的意思，将严重影响到人与人之间互相交流，病人极容易产生急躁、自卑、忧郁、焦虑、沮丧，从而严重影响生活质量。我们知道，语言是人出生以后经过一定阶段训练所获得的后天性功能。失语病人如同小孩还不会说话一样，必须从头开始进行语言训练。但是，成年人的大脑中已有成套语词构成的记忆，这是还不会说话的小孩所不具备的。虽说病人的语言运动中枢出了问题，但只要损害不严重，而且发音器官的功能依然保留，就有可能逐渐恢复语言功能。

　　学说话时，首先必须和病人讲清道理，使其能够耐心地配合训练。开始可先让病人模仿口形发音，如"啊（a）、伊（i）、喔（u）、拨（b）、泼（p）、摸（m）……"；然后数数，如"1、2、3，1个、2个、3个"。进一步即可训练病人说一些日常生活的简单词语。总之，训练应由少到多，由简到繁。当病人能够发出语音，或刚能讲出话时，往往会像小孩一样高兴，此时要多给予鼓励。与此同时，可以逐步配合读字、写字，或边写边念；还可以让病人跟随录音机学习语言。一般来说，只要持之以恒，都会见到效果。

　　中风病人的构音障碍和吞咽障碍就像肢体瘫痪一样，是构音与吞咽器官肌肉的麻痹，针灸治疗同样是有效的，其康复的原则也是不同肌群的肌力与协调性的锻炼。构音障碍的病人若有声带麻痹，则有发音困难，必须先经治疗使声带运动有所恢复。在其他情况下，训练与失语开始阶段的训练大同小异，但比言语的恢复要容易一些。至于吞咽障碍的病人，进行吞咽功能的训练要小心一些，弄不好会造成返呛及吸入感染，甚至发生窒息，故大多数情况下不要勉强。若是病人自己觉得可能，只可以先用少许清水进行吞咽锻炼，如果不发生呛咳，再进一步过渡到流食或半流饮食。经验表明，小口进食比较黏稠的半流食物不太容易发生呛咳，而太干或太稀的食物反倒容易呛咳。当然进食时的体位也很重要，最好是坐起来，躺着的病人也要取侧卧位。

一般来说，随着时间的推移，在不断训练的条件下，多数病人可以恢复吞咽功能，原来用鼻饲管的也有可能拔掉。但是，仍有些吞咽障碍严重者，特别是伴有意识障碍的病人，不能恢复经口进食，仍需要长期鼻饲。

153. 什么时候开始失语的康复训练？

失语的自然恢复一般不超过 6 个月。失语恢复最明显的时间：轻度多在 2 周内，中度在 6 周内，重度在 10 周内，1 年后语言功能的自然改善已近消失。因此，病人一旦清醒、病情稳定，应在采用其他治疗方法的同时尽早开始失语的康复训练。

训练工具一般包括录音机或磁带、纸、笔、自制卡片、图片、报纸及日常生活用品等。

失语的训练尽量选择在上午，因为上午病人经历较充沛；最好采取"一对一"的训练方法，训练场地最好是无人、无噪声干扰的单间治疗室；每日训练时间、次数和强度应以病人能耐受和感兴趣为前提。一般每天训练 2 次，持续时间一般为 30～60 分钟，持续训练 2 个月左右。

154. 中风病人的睡姿该如何选择？

中风病人睡觉时应注意以下几点：床褥不可太软，病人需要 3～4 个枕头以便保持正确睡姿，多采用侧卧在患侧的一边（如病人没有肩痛及其他不适），夜间应采用一个可使病人安睡的位置，具体方法如下。

（1）患侧卧位：采取患侧卧位可以增加对患侧的刺激，并使患侧拉长，从而减少痉挛，此时健侧手可以自由活动。正确的患侧卧位是头部稍前屈，躯干稍向后倾，后背用枕头稳固支持；患侧上肢前伸，与躯干的角度不小于 90°，手心向上，手腕被动背伸；患侧下肢伸展，膝关节稍屈曲。

（2）健侧卧位：健侧卧位有利于患侧的血液循环，可减轻患侧肢体的痉挛，预防患侧肢体水肿。采取健侧卧位时，头部仍由枕头支持，以确保病人舒适；躯干与床面保持 90°，不要向前呈半俯卧位；患侧上肢由枕头在前面垫起，上举约 100°；患侧下肢向前屈髋、屈膝，并完全由枕头垫起，足不能悬在枕头边缘。健侧肢体放在床上，取舒适的体位。

（3）仰卧位：病人取仰卧位，头部枕于枕头上，不要使胸椎屈曲。患侧肩胛骨下方放置 1 只枕头，使肩前伸、肘部伸展、腕背伸、手指伸开；患侧臀部及大腿下面放置 1 只枕头，防止患侧腿外旋；患侧下肢呈伸展位。

五

中风的预防

 155. 中风有哪些危险因素？

中风的危险因素分为以下几种。

（1）与中风发生相关的疾病：高血压、动脉粥样硬化、心脏病、糖尿病、血脂异常、高同型半胱氨酸血症，其中调整血压与调整血脂、抗动脉粥样硬化是预防中风的最重要环节。

（2）不良生活习惯：如长期吸烟、酗酒，喜食动物性脂肪，长期服用雌性激素（包括口服避孕药）等。

（3）肥胖，性格急躁、易怒。

（4）还有一种是不能通过人为措施改变的危险因素，是与生俱来、难以改变的，包括种族、性别、年龄等。比如说年龄越大，中风的发病率越高。

一个人中风危险因素越多，患中风的概率就越大。

156. 中风有哪些先兆？

中风先兆是指中风发病前表现出的各种征象，它预示着中风可能很快发生或即将来临。当然，就个体而言，预知能否患中风，就像预报地震一样还是非常困难的。而且有些症状也可能是其他疾病的表现。临床上，有相当一部分中风病人发病前无任何症状。但是，中、老年人，尤其是中风高危人群出现下述症状时，要考虑有中风先兆的可能，应及时就诊。若及时干预，效果会明显优于中风发作后的治疗。中风的危险性因素大多只代表易患中风的倾向。

因此，若有中风先兆，应必须立即到医院去检查和治疗。具体来说，常见的中风先兆症状如下。

（1）明显眩晕：眩晕，尤其是时间短暂而明显的眩晕可能是脑干、小脑梗死的先兆。眩晕常伴恶心、呕吐，有时或多或少伴有肢体症状，比如抬足费力、手足麻木等。

（2）严重头痛：头痛的形式与往日不太一样，程度加重或变成持续性，尤其是头痛为跳痛或后头胀痛者。有时固定在某一部位，往往是出血性中风的先兆。

（3）一过性黑矇：突然出现单眼一过性"眼前发黑"。由于眼动脉是颈动脉的一条分支，易出现动脉硬化、狭窄、缺血，所以一过性黑矇可以看作中风的最早警报信号。

（4）耳鸣：突然出现一侧或双侧耳鸣，可以伴有重听或眩晕。

（5）反复鼻出血：中老年人鼻出血有可能是全身性疾病的一种局部反应。若经常出现鼻出血，应该警惕中风发生。尤其对患有高血压、动脉硬化的老年人来说，反复鼻出血可能是中风，尤其是脑出血的一个征兆。

（6）麻木：一侧肢体、面部或口周的阵阵麻木。扭颈手麻症状，在头转向一侧刮胡子时，突感手指麻木、无力，剃刀落地，有的说话不清楚，1~2分钟后恢复。这是因为转头时，引起已经硬化的颈动脉扭曲，出现或加重了颈动脉狭窄。

（7）运动障碍：一侧肢体突发无力或不灵活，走路不稳、易跌跤，或一侧口角无力、流口水。

（8）语言障碍：说话吐字不清，嘴和舌头不灵活。

（9）视觉障碍：单眼或双眼阵阵视物不清，甚至暂时看不见。

（10）频繁打哈欠：中老年人，特别是有高血压病、血脂异常、糖尿病、肥胖等危险因素的中风高危人群，如总是想睡，整天昏昏沉沉地睡，哈欠频频，可能是中风的一种先兆征象。据临床观察发现，有 50%~60% 的中风病人在发病前 1 周内，出现过哈欠不断的现象。频频打哈欠是脑动脉硬化及大脑缺血、缺氧日益严重所致。

（11）精神障碍：突然出现记忆障碍、性格改变或精神失常。

（12）抽搐：突然出现不明原因的局部或全身抽搐。

以上这些症状有些反映了血压的突然变化，有些因脑血液循环障碍而引起，或者实际上已经代表了小中风的发生，所以应当引起高度重视。当然，这些症状可以是中风的先兆，也可以是其他疾病的表现。但是，如果是有中风危险性因素或中风倾向的人出现这些症状，就要充分考虑中风先兆的可能，应及时就诊。若及时干预，效果会明显优于中风发作后的治疗。

157. 预防中风包括哪些内容？

预防中风包括一、二、三级预防措施。三级预防主要在医院进行，医务人员起主要作用，而一、二级预防，尤其一级预防是我们每个人在日常生活中就能实施的。我们常听医生说你接下来要注意中风的一级或二级预防，因此，从预防的角度来说，中风的一、二级预防显得更重要，更贴近百姓。

中风的一级预防是指对与中风发生有关的可控制危险因素进行干预，从而达到使中风不发生或推迟发生的目的，是源头预防，也是根本性预防或病因预防。

中风的二级预防是指控制已出现中风，如短暂性脑缺血性发作（TIA）、脑梗死、脑出血病人的相关危险因素，以减少中风复发。

中风的三级预防是指对疾病进入后期阶段的预防措施，对已患中风的病人应尽可能早期治疗，以降低致残程度及死亡率。

158. 预防中风一级预防措施应从哪几个方面做起？

得了中风以后，无论多么先进的治疗都是被动的，有时收效甚微，令人遗憾；而没有得中风的人一级预防，即"治未病"，则更有意义，是预防中风的最积极、最有效的措施。如果一级预防措施做好了，预防中风的效果就会相当明显。

对不同情况的个体，一级预防措施也不同。预防中风应从以下几方面入手。

（1）建立健康的生活方式：包括合理膳食、适量运动、控制体重、戒烟限酒及保持健康心态。有研究表明，保持上述健康生活方式的男性与女性，中风发生的危险分别降低79%和69%，可见保持健康的生活方式对预防中风的重要性。

（2）积极治疗高血压、心脏病、糖尿病、血脂异常、动脉硬化等，这是预防中风的主要内容。高血压、高血糖、高血脂是人们常说的三高征，一旦发现要立即治疗，千万不要等到有头晕、头痛等症状时才去治疗。因为这些慢性病早期虽无临床症状，但对脑血管已有损害，易发生中风。

（3）定期体检：超过40岁的人群应至少每年体检1次，有头晕、头痛、肢体麻木、困倦等症状时应随时体检。检查的最基本内容包括测量血压，化验血常规、血糖、血脂、肝肾功能、凝血功能，做心电图、颈部血管彩超及头颅CT等。

（4）避免中风的诱发因素：中风的诱发因素有很多，如情绪波动、过度疲劳、用力过猛、天气骤变等。为避免诱发中风发生，应注意自我控制和防护，把好心理情绪关，做到"八不"，即不暴怒、不悲伤、不气愤、不激动、不惊恐、不忧愁、不畏惧、不急躁；把好劳逸适度关，做到"六防"，即防突搬重物、防长时间超负荷运动、防过度疲劳、防勉强锻炼、防生活紧张忙乱、防过度用脑；生活规律，适当参加一些文体活动；把好天气骤变关，即在天气变化时掌握好应对措施，防寒冷、防潮湿、防中暑、防燥热。

（5）重视中风的先兆征象：出现前述严重的头痛、眩晕及频繁打哈欠等中风先兆症状者应尽早检查治疗，把疾病堵截在萌芽时期。

159. 什么样的膳食结构对预防中风较好？

凡患有中风相关疾病的人，或者得过中风的人，尤其是那些体胖者，都非常关心日常饮食。诸如"我能吃鸡蛋吗？""我能吃肉吗？"，都是经常提出的问题。有人还很仔细地把蛋黄和蛋清分开后单吃蛋清……

随着生活水平的提高，人们的饮食品种越来越丰富。然而随着知识水平的提高，人们在眼花缭乱的食品中的选择余地又越来越小，加上某些科普宣传和广告宣传的片面性，有时让人无所适从。

对大多数人来说，不可能总是计算自己每日饮食中所提供的热量及各种化合物和元素的含量。但原则有两条，即在种类上要求多样化，在结构上要求高蛋白、低糖、低盐、低动物脂肪及富含纤维素、维生素和钙质。对患有某些疾病的人还应当有一些特殊的要求，如高血压、心脏病及肾脏病病人更要少盐，肾脏病病人蛋白也要限制，糖尿病病人主要限制糖和碳水化合物，高脂血症病人当然要求低脂、低胆固醇饮食。

在中风的危险年龄，即50岁以上的中、老年人，饮食上都要给自己提出一定要求，按照以上原则安排膳食。通俗地讲，就是多吃蔬菜、水果、鱼和豆制品，适当吃一些蛋、奶和瘦肉；主食的量要有限制，不够时以副食补充；口味上忌甜、忌咸、少辛辣、多吃些酸的。总之，在饮食上既要注意结构，又要注意营养，还要结合自己的消化吸收能力。那种为了一个蛋黄而思前恐后的做法是没有必要的，如此只能增加紧张心理。也就是说，我们要讲究饮食科学，但不能谨小慎微，因噎废食。实际上每天一个鸡蛋、一杯牛奶并不为过，少吃些肉也无妨。何况血脂增高和动脉硬化并不完全由饮食决定，还有其他很多因素，应当进行综合性预防才对。

160. 合理膳食可以预防中风吗？

合理膳食预防中风的作用不能忽视。膳食不合理、饮食成分失衡会导致某些疾病的发生。与中风发生有关的可干预疾病如高血压、糖尿病、血脂异常等，都与饮食结构不合理有关。以下饮食成分与中风发生有关。

（1）食盐：高血压是引起中风最重要的可控制因素，限制盐摄入量可以降低血压，可减少对血管壁的损伤。

（2）蛋白质：低蛋白质饮食，尤其是优质蛋白质吃得过少，使中风发生的危险增加。

（3）脂肪：脂肪摄入量高，或摄入鸡肉、鱼肉与红肉的比例不合理，可致不饱和脂肪酸与饱和脂肪酸的比例不合理，反式脂肪酸的摄入量较高，均可导致中风危险性增高。

（4）维生素：B族维生素（尤其是维生素 B_1 和维生素 B_6）和维生素 C 等有助于脂类代谢，抗动脉硬化；维生素 E 则有抗氧化作用，能预防血栓形成，对预防中风均有一定的意义。

（5）膳食纤维等：膳食纤维能减少胆固醇吸收，促进胆酸经粪便排泄，减少体内胆固醇生成，可以降低胆固醇，预防血脂异常与动脉硬化，从而预防中风。

161. 哪些食物有较好的预防中风作用？

中风是老年人的常见病，多发生于冷暖交替的季节。客观的环境因素，以及病人自身的一些不良的生活习惯使此病在年龄上大大提前。而治愈该病是非常困难的，所以中风重在预防。医学专家的长期实验研究和医学的临床实践发现，经常有选择地食用一些食物，有可能降低中风的发病率。

（1）含钾丰富的食物：如马铃薯。有研究表明，每天吃 2～3 个马铃薯可使中风的发病率降低 40%。同样，香蕉、柑橘、杏、桃及粗粮、豆类、蔬菜等均富含钾。

（2）富含镁的食物：镁可防止细胞膜上的钙流入细胞内，维持细胞内矿物质的均衡，能保护大脑不受损害。富含镁的食物有小米、豆类、辣椒干、干蘑菇、冬菇、番茄、海带、紫菜、苹果、杨桃、桂圆、花生、核桃仁、芝麻酱等。其中，紫菜含镁量高居食物榜首，堪称预防中风的上乘佳品。

（3）常饮牛奶：牛奶能够起到保护脑血管的作用，牛奶中的钙有降压作用。为此，专家建议无论是青年人还是中老年人，都应坚持每天饮用牛奶。

（4）常饮绿茶：导致中风的病理因素之一，是体内产生了有害的活性酶，能促进一种称为过氧化脂质的有害物质，它能使血管壁弹性降低。而茶叶中的抗氧化物质如维生素 E、鞣酸等可以有效地增强血管壁的弹性，所以常饮绿茶可以预防中风。

（5）服用鱼肝油：鱼肝油富含二十碳五烯酸，它是一种特殊的脂肪酸，具有对抗血小板凝结和降低总胆固醇和血液稠度的功能，对中风有预防和治疗作用。但是，任何一种药物都因人而异，一定要在医生的指导下服用鱼肝油，以防用药过量，导致一些不良的后果。

当然，以上提出的食品是供大家参考的，日常饮食中可加以偏重。但我们不能太刻意拘泥于以上饮食，还必须注意均衡膳食，这样才不至于造成身体必需营养成分的缺乏。

162. 脑动脉硬化病人该如何调整饮食？

缺血性中风，尤其是脑血栓形成多在脑动脉硬化基础上产生。有效的脑动脉硬化防治可以大大降低缺血性中风的发生率。适当的饮食调整可以延缓脑动脉硬化的进展。

当饮食中动物脂肪和胆固醇成分较高时，大量脂类物质可在血管壁中沉积，从而加速动脉粥样硬化的发生和发展。动脉硬化病人的饮食应注意以下几点。

（1）多吃素菜少饮酒：素菜和水果含有大量维生素 C、钾、镁。维生素 C 可调节胆固醇代谢，防止动脉硬化发展，同时可增加血管的致密性。酒类尤其是烈性酒，可以促进动脉硬化，也可以诱发中风。

（2）常用植物油、少吃动物脂肪：植物油含不饱和脂肪酸，可促进血清胆固醇降低；而动物脂肪如猪油、奶油、肥肉、动物内脏、蛋黄等含胆固醇较高。

（3）饮食清淡不过饱：饮食以清淡为宜。因为嗜咸饮食，钠引起水钠潴留致血压升高。进食量应适当，不宜过饱，否则身体过胖加重心脏负担。

（4）蛋白海味不能少：饮食中缺乏蛋白质，同样会发生血管硬化。蛋白质含动物蛋白和豆类蛋白，以供应身体必需氨基酸。饮牛奶以去脂为佳。海产品如海带、海鱼等含有丰富的碘、铁、钙、硒、蛋白质和不饱和脂肪酸，被公认为大脑营养剂、血液稀释剂，具有降低胆固醇、防止动脉硬化之功效。

 163. 饮茶能预防中风吗？

饮茶有一定的预防中风作用。茶叶中含有 400 余种化学成分。茶叶中的茶色素可防止动脉硬化，还能兴奋神经、扩张血管、加速血液循环、增强肌肉的收缩力。茶叶中的茶多酚能降低胆固醇和脂肪沉积，还能增进维生素 C 的吸收，增强血管的柔韧性、弹性。茶叶里的茶碱可溶解脂类，故有减肥作用，尤其适宜食肉较多及运动较少的人群。茶叶中的绿茶和云南的普洱茶降脂效果较好。

虽然，饮茶对中风有一定的预防和治疗作用，但若饮之不当，也会产生危害。因此，要注意合理饮茶。①不要在饭后马上饮茶。②饮茶宜淡，不宜浓；茶叶中的鞣酸成分能刺激胃肠，因此不宜喝浓茶、隔夜茶或空腹喝茶，便秘和溃疡病人更不要饮浓茶。③鞣酸还可以和铁结合，贫血的人不宜饮茶。④不用茶水送服药物。⑤喝茶宜喝热茶，但不宜用刚烧开的水冲茶，以免破坏茶叶中的有益成分。

164. 为什么要经常测血压？

血管病变是中风发生的基础原因，其中以动脉硬化最为常见。尽管伴随着年龄的增长，动脉硬化比较普遍，但硬化的早晚仍有所不同。长期高血压病人动脉硬化出现得较早。现已证明，高血压有促进动脉硬化（特别是脑小动脉硬化）的作用。同时，高血压还可诱使动脉硬化基础上形成的微动脉瘤破裂，造成出血。当然，血压波动引起的血流动力学变化也可以导致硬化血管的缺血。由于我国高血压病发生率较高，因此高血压成为我国成年人中风的最主要危险性因素。统计资料表明，高血压病人的中风发病率是没有高血压人群的 5 倍。

正常成人的血压应当是收缩压在 18.7 千帕（kPa）或 140 毫米汞柱（mmHg）以下，舒张压在 12.0kPa 或 90mmHg 以下，超过以上数值即为高血压。现代医学认为，高血压病人只要逐渐把血压控制在正常水平，并保持稳定，就能大大降低中风的危险性。那种认为年龄大了，血压就应该高的说法是不对的。

要想较好地控制血压，一是要经常测量血压，二是要在医生指导下坚持服药，三是要避免引起血压波动的因素。由于人体血压在正常情况下也有波动，最好每天定时测量，以找到血压变化的规律，提供医生作为参考。例如，早晨吃药还是晚上吃药，服长效药还是短效药，用一种药还是多种药，以及多大药量合适，都需要根据血压变化的情况来决定。至于血压波动的因素，除了与体力活动有关外，更与精神是否紧张关系密切，所以要善于调节精神生活，避免"七情"影响。此外，诸如失眠、便秘、肥胖、吸烟、饮酒、长期过咸饮食，以及外界气温的变化等，也都会对血压造成影响。因此，除了坚持服药外，应采取综合性的预防措施。

165. 控制高血压对预防中风有什么意义？

血压增高与冠心病、高血压性心脏病、肾功能不全、中风的发生存在着明显的因果关系。高血压导致小动脉管壁增厚，动脉闭塞，大动脉硬化形成斑块或血栓形成，堵塞动脉或脱落到远端引起脑梗死；还可使脑血管破裂导致脑出血。若血压较长时间保持在较高水平，无论是收缩压或舒张压升高，均给脑血管带来危害，即使无头晕、头痛等临床症状，也可引起中风。

据有关资料显示，高血压病人发生中风的机会是血压正常人群的5倍以上。收缩压长期>150mmHg者发生中风的相对危险性是收缩压≤150mmHg者的28.8倍，而舒张压长期>90mmHg者则是舒张压≤90mmHg的19倍。

在我国，高血压病的主要转归是中风（西方国家高血压病的主要转归是冠心病）。高血压病人中风的发病率是冠心病的4~8倍，有70%左右的中风病人在发病前都有高血压病史。

鉴于高血压病危害严重而又常常没有明显的症状，因此，建议40岁以上的人至少应每年测量1次血压，如有异常及时干预。

166. 高血压病人如何预防中风？

中风是能够预防的。由于高血压是中风较重要的危险因素，因此预防中风一定要积极防治高血压。预防措施包括长期观察并有效地控制血压；防治高血压可能引起的并发症如高血压性心脏病、高血压性肾病、动脉硬化等；积极治疗其他易引起中风的基础疾病，如糖尿病、冠心病、血脂异常、肥胖等。

首先应做到合理膳食，多摄入低盐清淡饮食；同时还要控制体重，适量运动，但避免高强度剧烈运动和早晨运动，因为早晨血压容易波动；另外，要保持乐观平和的心态，知足常乐，享受生活，遇事不要激动；最主要的是在医生指导下，长期服用适当的降压药。

167. 血压不高也会中风吗？

临床上发现，部分中风病人发病时血压正常或偏低。为什么血压不高也能患中风呢？原因主要有：①平常血压不高，但由于情绪激动等诱因血压出现暂时性升高，在血管原有某种病理基础上，过高的血压冲破了某一处的脑血管，引起脑出血；②存在高血压以外的中风危险因素，如动脉硬化、血脂异常、糖尿病、心房纤颤、血液病、长期吸烟饮酒等，这些因素也可以造成脑血管的阻塞或出血而引起中风；③低血压时，推动血液无力，由于缓慢流动的血液与血管壁接触时间较长，容易形成血栓；④有中风遗传因素等。因此，血压正常或者低血压者也要谨防中风。

168. 如何防治高脂血症？

与西方发达国家相比，我国高脂血症的发病率还是比较低的。但是，随着经济的发展，人们生活水平的提高，我们应当重视高脂血症的高发性和危害性，定期接受血脂的检查。特别是已有冠心病、高血压、糖尿病或动脉粥样硬化者更应当注意，防止中风的发生。

对于血脂过高者，目前没有特效治疗方法，一般提倡综合治疗，包括饮食和生活方式的调整。

（1）合理饮食：多吃新鲜蔬菜和水果，尤其是富含维生素和纤维素的食物，如芹菜、韭菜等，帮助排泄、清理肠胃、阻止胆固醇的吸收，以降低胆固醇。炒菜时最好用植物油，如豆油、花生油、菜油等。饮食中要包括动物蛋白（如鱼、家禽、牛羊肉和瘦猪肉等）和植物蛋白（如豆类和豆制品），多吃一些含碘食物如海带、紫菜，多吃山楂、核桃等降低血脂的食品。另外，高脂血症病人还要减少饮酒和戒饮烈性酒；少吃糖、盐；少吃或不吃胆固醇高的食物，如动物内脏、肥肉等；多吃一些能降低血脂的食物。总之，高脂血症病人要通过饮食调节，保持合适的体重，降低过高的血脂，并戒除不健康的饮食习惯。

（2）其他生活方式的调整：包括运动锻炼和戒烟等。高脂血症病人多为年老体弱者，锻炼一般以散步、打太极拳、短距离慢跑为宜，应量力而行，并持之以恒。

（3）服用降血脂药物：目前降低血脂的药物很多，应根据自己的病情并在医生指导下选择用药，切不可见药就吃。

169. 定期随诊和定期查体有什么好处？

定期随诊指的是患有某种疾病的人经医生诊断用药后，到一定时间再去看医生。一般来说是在药物服完之后；如果觉得用药效果不好，或是出现了不良反应，或者出现了新的症状，也可随时去看。随诊的好处是显而易见的，患急性病者可以知道是否痊愈，患慢性病者可由医生调整药物，以取得更好的疗效。况且有的病不经过检查或化验是难以判断变化的。

就中风来说，其相关疾病如高血压、心脏病、糖尿病或高脂血症，都要定期由医生诊治才能求得好转或稳定。对于已患中风的病人，在恢复期这一可塑性阶段，定期随诊不仅能得到更有针对性的治疗，而且还会得到康复指导，从而促进功能的恢复。即使病情已经稳定，不再有更多的变化，为了避免复发，定期随诊也是有必要的。

定期查体一般是对健康人而言，故也称健康查体。从我国情况来看，有条件的地方和单位都对职工进行一年一度的体检。可别小看这种过筛式的检查，每次体检都可能发现一些人患有疾病，有些还是严重的疾病。40 岁以上的人定期查体更有必要。因为在这一年龄以后，人体器官逐渐老化，免疫功能也逐渐减退，很容易在不知不觉中患上某种疾病。除恶性肿瘤外，与中风相关的疾病，即高血压、冠心病、糖尿病、高脂血症及动脉硬化症的患病率也随年龄增长而增加，而且目前在我国还大有提前的趋势。那种单凭自觉良好就拒绝查体的做法是不对的。

此外还应指出，凡有中风危险性因素的人，如果出现可疑的中风先兆症状，哪怕是一过性的，也不要延误，应当及时就医。

170. 运动该如何掌握？

运动在锻炼身体、增强体质和预防疾病中的作用已被人们所熟知。然而，患有中风相关疾病或已经得过中风的人是否还能运动，倒是很多病人和家属所关心的问题。

医学上公认的事实是，经常性的运动可以提高神经系统的反应能力及其对全身的支配与调节功能；同时还可直接增强全身各器官系统的功能活动，促进新陈代谢，提高机体的免疫力。在此基础上，人的精神状态也大为改观，会以积极的态度投入生活，如此形成身心活动的良性循环。所以，凡经常参加运动的人都会感到吃得香、睡得着、精神饱满、身体轻松、不易生病。

运动还可以辅助治疗一些疾病。像高血压、冠心病、糖尿病、高脂血症等这些中风的相关疾病，都可以在药物治疗的同时通过适宜的运动得到更好的改善。运动当然还能有效地控制体重。所以运动在预防中风中的作用也不容忽视。坚持适量运动是预防中风的积极措施。研究显示，不运动者发生中风的危险比每周运动 6 小时及以上者显著增加，随着运动时间的增加，发生中风的危险随之降低；每天快走30 分钟，发生中风的概率可降低 30%。但是，无论是患有以上哪种慢性病的病人，能否运动最好听从医生的劝告。特别是血压较高或有频发心绞痛、心律失常及心功能不全的人，开始运动都要慎重，因为运动首先增加循环系统的负担。至于得过中风后恢复较好的病人，能否运动也要因人而异，关键要看与中风相关的基础病是否稳定。但就大多数人来说，运动性锻炼是可行的，只要掌握循序渐进的原则，就可以比较安全地达到效果。

运动项目和运动量最好也由医生根据每个人的身体情况予以指导。其实散步、快走、慢跑都是极好的运动，而且运动量比较好掌握。太极拳也很适合老年人。实在不能活动的人，还可学学气功，或在床上做些运动。总之，既要动起来，又不能过分增加身体负荷。顺便指出，许多老年人喜欢很早起床到户外锻炼，若是没有锻炼习惯的人最好不要模仿。因为凌晨是人体的很多功能在一天中处于最低水平的时候，有时跟不上运动的需要，或是适应不了室内外较大的温差，容易诱发心脑血管病或呼吸系统的问题。

最后还要说一点，就是无论做什么运动，都别忘了颈椎运动。50 岁以上的人颈椎病多发。如果经常伏案工作，不做颈部活动，随着颈项部肌肉和韧带的松弛，颈椎病势必加重，容易诱发椎动脉供血不足。当然，如果近期有眩晕等脑供血不足的症状，就暂时不要做此项运动了。

171. 中风与生活环境有关吗？

生活环境内容很丰富，包括社会环境、家庭环境、居住环境和心理环境等。生活环境的优劣不仅直接影响中风的发生，而且还能影响中风的预后。如长期生活在强烈的噪声环境中或长期紧张的工作，体内儿茶酚胺的分泌就会增加，出现大脑皮质兴奋并扩散到整个人体，血压上升，容易导致脑出血；长期生活在吸烟环境中，烟草中的尼古丁、一氧化碳能刺激肾上腺分泌去甲肾上腺素，使血压升高及血小板聚集增强，血液黏滞度升高，容易导致脑血栓形成。居住条件也是影响身心健康的因素。长期在楼房中居住，家庭之间缺少来往，中、老年人尤其在丧偶之后，常陷入孤单寂寞、精神抑郁的处境，久而久之，也可导致中风的发生；人们在工作环境中，难免出现各种不顺心之事，若在心理上引起冲突，造成一种无所适从、心烦意乱、情绪不定的心境，也可发生脑血液循环的改变，促发中风。

因此，要积极改善生活环境，处理好各方面的关系，培养健康向上的生活方式，树立正确的人生目标，丰富精神生活，多参加社交活动，多做些积极有意义的事情。这些都可以促进脑细胞的活动，对预防中风及促进机体的康复极为有利。

172. 中风有没有季节性因素？

流行病学统计资料表明，中风在一年四季均可发病。若将一年中每个月发病人数进行分析比较，可以发现很多地区冬季为发病的高峰季节，有些地区夏季还会出现另一个小高峰。这种双高峰现象显然与季节变化的气候性因素有关。研究表明，气温、气压和湿度变化与中风的发病均有一定相关性。

在冬季，气候变化是中风高发的主要因素：①冬季干燥、寒冷使交感神经兴奋，皮肤、内脏小血管收缩，外周血管阻力增加，大量血液涌入体循环，血压升高，易诱发脑出血；②寒冷还会使人的血流缓慢，血黏度增高；③温差大，包括室内外及寒流来临前后的气温变化，使血管舒缩功能及血液流变学性能发生急剧改变。其次，饮食结构的改变也是冬季中风高发的重要原因。在寒冷的天气中，人们为了御寒，常常喝酒、吃含荤食物较多的火锅等，就增加了中风的风险。还有，冬季慢性支气管炎、肺气肿、冠心病、心力衰竭等疾病容易复发。这些疾病可以影响大脑供氧及供血，还可以导致脱水等诱发中风。

有资料表明，气温在32℃时中风的危险便上升60%，而且气温越高，危险性越大。通常将酷暑诱发的中风称为"热中风"。那么，在盛夏季节为何易发中风呢？夏季气候炎热，人们大量排泄汗液。汗液大量排泄除了可导致血液黏稠外，还可使血液在较短时间内大量地涌向皮肤，造成大脑供血量锐减。这些情况对原本就患有高血压、血脂异常、冠心病等中风危险因素的老年人来说，无疑是雪上加霜，极易诱发中风。在盛暑季节，老年人应尽量注意以下问题，以减少中风的风险：①"不渴"也常喝水；②使用空调要适度，室温控制在27℃左右，室内外温差最好不超过7℃；③洗浴时，浴室内温度或水温不要过高；④在酷暑天应尽量减少外出。

173. 为什么要戒除烟、酒嗜好？

吸烟危害健康，这是大家所熟知的。吸烟不仅可以致癌，而且对呼吸、循环、消化及神经系统有着广泛的损害作用。就神经系统来说，烟草中的尼古丁可以通过其血管收缩作用而影响脑部的供血，烟草燃烧时产生的一氧化碳经与血红蛋白结合而降低血液的输氧能力，这些无疑都会减低大脑的功能。长期吸烟者血胆固醇多有增高，动脉硬化相应提前，加上吸烟有降低脑血流量、增加血液黏度及增强红细胞和血小板聚集性的作用，而使中风的危险性增加。实际调查表明，在 50 岁以上人群中，吸烟者中风发病率明显增高，男性和女性吸烟者分别为非吸烟者的 1.5 倍和 3 倍，故吸烟肯定是中风的危险性因素之一。吸烟无论多少，从任何角度来说对身体都是有百害而无一利的。少量饮酒，例如每天饮不超过 1 两的低度酒，对身体并无大害，相反还有提神解乏、助消化、御寒及舒筋活血的功效。所以中医学中也不排除酒的治疗和保健作用，而且还开发出一些名贵的药酒。但是，若长期大量饮酒，对人体的危害就很大了。

酒的主要成分是乙醇，它对肝脏有一定毒性。如果长期大量饮用高度酒，这种毒性作用将与日俱增，最终可导致酒精性肝硬化。由于肝脏的代谢功能减退，进一步引起血胆固醇增高，并造成维生素等营养缺乏，促使动脉硬化和神经系统变性的发生。在动脉硬化的基础上，加上乙醇对血液黏度、血小板功能及血管舒缩等多方面的影响，容易发生中风。有资料表明，长期大量饮酒者，男性和女性的中风发病率分别为不饮酒者的 2 倍和 5 倍。

烟、酒不仅在动脉硬化的形成中起着促进作用，而且嗜烟、嗜酒者高血压的患病率也明显高于常人。加上吸烟或饮酒时血管的即刻舒缩反应，使得烟、酒更成为中风的直接危险性因素。也就是我们常说的"吸出来的风""喝出来的风"，那些具有其他中风危险性因素的人，如若不戒除烟、酒嗜好，发生中风的机会显然就更大了。

174. 睡眠如何调节才好？

中风病人有时会发生昼夜颠倒的问题，那么正常老年人会不会有这种现象，睡眠障碍会不会诱发中风，以及如何调节睡眠习惯等问题，从预防中风的角度来讲也是应当回答的。

"上了年纪，睡觉就少了"，几乎是人们共同的看法，实际上并不完全正确。所谓睡眠少，往往指的是夜里睡不实、早晨醒得早，但忽视了老年人白天容易打盹、晚上容易早睡的现象。这种现象虽与昼夜颠倒不同，但也有相似的道理。

老年人夜间睡眠不好是比较普遍的现象。睡眠不实就容易做梦，尤其做噩梦容易造成血压波动。如果服用安眠药，又会在深睡中造成血压偏低、血流缓慢。所以有中风倾向的人夜间发生中风的机会也不少。凌晨是人体内分泌、代谢及各器官系统功能活动在一天中处于最低水平的时候，早醒就需要强迫调动这些功能；加上老年人爱早起活动，然而功能却跟不上需要，因此凌晨也容易有心、脑血管疾病的发作。

为了克服睡眠障碍这一不利因素，年龄大的人最好白天适当做些体力、脑力及娱乐身心的活动，千万不要无所事事。中午应稍微休息30 分钟至 1 小时，但不能大睡。晚上不宜在电视机前久坐不动，也不要喝浓茶和咖啡。临上床前可以喝杯热牛奶，并以温水泡脚，稍事活动筋骨后即可上床休息。如果每天能够照此有规律地做下去，必将获得安然的睡眠。

顺便应当提到，老年人随着年龄增长，性欲和性功能一般会逐渐减退，但也有不少人依然保持，甚至还有亢进者。所以有些老年人继续做爱，并借此改善睡眠。诚然，性爱在老年人的精神生活中占有一定地位，但要顺其自然。可以变换一些性爱的方式，间或性交也要避免过于激烈的动作，因为性交时的身心亢奋状态也容易诱发中风。

175. 中风的发生和性格有没有关系？

中风发生和性格是有一定关系的，有些人争强好胜，雄心勃勃；易激动，好发火，健谈敏感；好支配人，坚持己见等。他们可能长期处于紧张状态中，会使血管收缩，血压升高，易诱发中风。

有研究发现，容易动怒者比心平气和者心房纤颤的风险高出10%；经常敌视或鄙视周围的人，心脏不规律跳动的风险比心胸豁达的人高出 30%，这些均增加了患中风的风险。在应激条件下保持冷静可减少患中风的风险，尤其是对那些高血压病人来说，这一点更加重要。

人的性格多半与遗传有关，但后天的环境因素也有一定的影响。为了自己的身体健康，要时时注意调整自己的情绪和性格，对防治中风是有好处的。要保持精神愉快，善于宽容和体谅别人，乐于承认自己的不足，善于解除烦恼，要学会心胸开阔，不要固执己见，要虚心接受他人的意见看法，善于摆脱琐事的干扰。

还可以进行一些简单的放松疗法。例如，呼吸松弛法：进行稳定的缓慢的深呼吸，连续 20 次以上，每分钟频率 10～15 次；想象松弛疗法：在不愉快的时候，主动想象自己感到轻松的情景；自我暗示松弛疗法：在自己焦急恐惧时，用一些鼓励自己的语言，暗示自己镇静下来。

176. 为什么要重视精神卫生？

精神卫生指的是保持心理健康。人的心理活动极为复杂，而且与家庭和社会生活密切关联。心理活动不仅体现在人的思维、语言、情感和行为上，而且对机体的生理活动发生着重要影响。很多疾病的发生和发展都与精神因素有关。例如，原发性高血压的重要原因之一就是长期精神紧张；不少中风病人的发病或冠心病病人的心绞痛发作，都是在情绪激动的时候。因此，注意精神卫生也是预防中风的重要一环。

"七情六欲，人皆有之。"话虽这么说，但自古以来的医家都劝告人们"情、欲不可过也。"诸如喜、怒、忧、思、悲、恐、惊七情的过度都会伤害身体，这已被无数事实所证明。就拿中风来说，有人在生气或吵架之后发病，有人在反败为胜时却倒在牌桌之下，这种"肝火过旺"或"乐极生悲"的事例在中风发病中是屡见不鲜的。

从预防中风的角度来讲，注意精神卫生主要是保持心境平稳。首先，要善于充实和调剂自己的精神生活，也就是说不能无所事事。除了做一些力所能及的工作外，还可以发展琴、棋、书、画或花、鸟、鱼、虫等爱好。其次，要唯物地、乐观地面对人生。老年人特别要消除垂暮或落日心理，以积极的情绪对待疾病、对待晚年。再次，要避免紧张和情绪激动，这里包括工作不能过劳，遇事不要紧张，以及善于控制自己的情绪。切记不可赌博，最好少看令人激动的影视和比赛。最后，千万要避免孤独。有条件的老年人应尽享夫妻恩爱和天伦之乐；没条件的老人即使孤独，也要避免孤独心理，可以投身于社会的怀抱。以上这些虽说是精神生活中的长寿之道，属于修身养性的范围，但用在中风的预防中同样是适宜的。

177. 有没有预防中风的药物？

造成中风的原因相当复杂，不是所有相关因素都能靠药物来解决，因此也就不可能单纯用药物来达到预防中风的目的。然而，与中风相关的疾病却可以通过药物治疗得到改善，从而推迟或减少中风发生的机会。如高血压、冠心病、糖尿病、高脂血症等疾病，都可以得到药物的治疗，起到间接预防中风的作用。

预防中风常用的药物有以下两大类。

（1）抗血小板药或抗凝药：缺血性脑血管病常规的预防用药是抑制血小板聚集药，我们最熟悉的是阿司匹林。阿司匹林是比较古老的药，一直作为解热镇痛药广泛用在感冒、发热及风湿病的治疗中。后来发现阿司匹林还有明显抗血小板聚集作用，因此期望通过此药抑制血小板的凝血功能，以达到预防血栓形成的目的。阿司匹林对胃黏膜有一定刺激性，为了能经常服药，目前多应用肠溶片剂，即肠溶阿司匹林。一般都推荐阿司匹林小剂量口服，每天50～100mg即可，最多不超过300mg。阿司匹林在预防缺血性心、脑血管疾病方面是有作用的，但对有明显高血压的人，应当在控制好血压的基础上使用。另外，凡有出血倾向的人不可服用此药。在长期服药中，如果发现皮肤有出血点，或是刷牙易出血，就应减少药量或停服。一些病因是心房纤颤等心脏病病人，需选择抗凝药，经典用药是华法林。

（2）积极治疗与中风发生有关的疾病与危险因素的药物：即针对高血压、糖尿病、血脂异常、动脉硬化、心脏瓣膜病、心律失常等疾病，以及针对血液的高凝状态、高纤维蛋白原血症、高同型半胱氨酸血症等危险因素的药物，如降压药、降糖药、调脂药等。此外，一些活血化瘀的中药，也有一定的预防中风作用。

应该指出的是，由于中风有着不同的病因、不同的危险因素，而且年龄、病情程度等也有所不同。因此，不同病人预防中风的药物也不同。医生多针对病人的具体情况，制订个体化预防方案。

有些病人及其家属奢望特效药，片面地听从他人劝说，迷信偏方，或从报纸、电视等媒体广告中选择药物。还有些人错误地认为进口药、贵重药就是好药，不惜一切代价地服用，有时不但达不到预期的预防效果，还产生了严重的不良反应，应慎重。

178. 安宫牛黄丸可以预防中风吗？

安宫牛黄丸用于已患中风而且具有高热惊厥、神昏谵语等症状者，具有清热解毒、镇静开窍的功效，其组成中的部分药物，如雄黄、冰片、朱砂是有一定毒性的。如果在未中风时使用，易引起血脉凝滞、气血运行不畅、脑神经受损。经常这样预防性用药会导致心脑血管疾病的加重，甚至会诱发中风，特别是对气血阴阳亏虚的病人更是如此。因此，安宫牛黄丸不能作为中风的预防性用药长期服用，中医用药讲究因病施治，服药必须在专业医生的指导下进行。

179. 哪些"小动作"有助于预防中风？

我国是全球中风第一大国，全国每年新发中风约 200 万人，且有年轻化趋势。其实，每天做几个"小动作"，可以有效预防中风。

（1）张闭嘴：经常做张闭嘴运动，即最大限度地将嘴巴张开，同时伴之深吸一口气，闭口时将气呼出。一张一闭，连做 30 次。张闭嘴运动可通过面部神经反射刺激大脑，改善脑部的血液循环，增强脑血管弹性，预防中风的发生。

（2）摇头晃脑：平坐，放松颈部肌肉，先上下点头 3 分钟，然后再左右旋转脖颈 3 分钟，每日 2~3 次。摇头晃脑可增强头部血管的抗压力，以及颈部肌肉、韧带、血管和颈椎关节的耐力，减少胆固醇沉积于颈动脉，不仅有利于预防中风，而且有利于高血压、颈椎病的预防。

（3）打耳光：每天早上用双手拍打双侧耳朵，刺激穴位，按摩经络，促使气血运行，促进血液循环，防止动脉硬化。

（4）耸肩：双肩上提，缓慢放松，一提一松反复进行，早晚各做 5 分钟左右。耸肩可为颈部动脉血液流入大脑提供驱动力，迫使血液加速流向大脑，减少脑血管供血不足和脑梗死的发生。

（5）摩颈部：双手摩擦发热后，迅速按摩颈部左右两侧，用力中度，以皮肤发热稍红为度，每天早晚各做 5 分钟。摩颈部可促进颈部血管平滑肌松弛，促使颈部血管软化，恢复弹性，改善大脑供血。

（6）按捏腋窝：左右臂交叉于胸前，左手按捏右腋窝，右手按捏左腋窝，运用腕力带动中指、无名指有节律地轻轻按摩腋窝肌肉，每天早晚各捏 3 分钟左右。腋窝内有 9 条动脉、1 条静脉、12 条神经、5 群淋巴结，按捏腋窝能使血液在心脏、动脉、静脉及毛细血管周而复始地回流，调节脑血流量，稳定血压，从而预防中风的发生。

（7）伸懒腰：双手交叉于腹前，自胸至头顶上，伸似举重样，如此数次。当身体长时间处于休息状态或伏案工作过久时，肌肉组织内的静脉血管就会松弛并淤积很多血液，使循环血量减少。伸懒腰会引起全身大部分肌肉的较强收缩，在持续伸展中淤积的血液被赶回心脏，可增加循环血量，预防心脑血管疾病。

180. 如何建立中风防治体系？

中风作为常见病、多发病，尤其作为老年病，随着老龄人口的增加，势必成为越来越突出的社会问题。随着人口老龄化和城市化进程加速，中风危险因素流行趋势明显，我国中风疾病负担有增长的态势。据报道，我国每年新发中风病人约 240 万，而中风后 70%～80% 的存活者遗留瘫痪、失语、认知功能障碍等。因此，中风的防治不仅是医药卫生部门的责任，也是全社会应当关心的问题，我国也逐渐形成一套防治中风的综合体系。

（1）防治体系的建立：国家卫生健康委员会积极推进，中风防治体系现逐步健全，诊疗能力和防治效果也有效提升。体系主要包括进一步加强脑卒中防治人才培养和队伍建设，积极推动中风筛查与防治基地医院、三级医院卒中中心牵头，急救中心、康复医疗机构、基层医疗卫生服务机构等组建医疗联合体，着力构建双向转诊、上下联动、防治结合的中风专病分级诊疗模式，推进建立中风预防、筛查、急救、治疗、康复、随访的全流程健康管理服务体系，切实降低中风危害，维护人民群众生命健康。

（2）诊治水平的提高：近些年来，我国医学工作者在脑血管病的基础理论研究中取得了巨大进步，已经赶上或接近世界先进水平。随着先进仪器设备的引进，临床诊断水平也得到很大提高；同时还引进和开发出不少新药，外科治疗范围也在不断扩展；"高危人群筛查和干预项目"取得初步成效，这些大大提高我国中风的防治水平，中风发病率也由 2005 年 222/10 万下降至 2019 年 201/10 万。根据国内外经验，中风可防可控。对于中风的危险因素进行积极有效的干预，可以明显降低中风发病率，减轻中风疾病负担。

（3）健康教育的普及：随着我国人民文化和生活水平的提高，健康需求也日益强烈，健康教育已成为社会生活中关注的热点之一。通过健康教育来促进个人、家庭和社会充分发展各自的健康潜能，这也就为中风的防治开辟了更好的前景。个人对健康的需求自不待言，家庭和社会对其每个成员健康的促进和保障也不能忽视。

（4）社会保障体系的建立：中风作为致残率较高的老龄人口的多发病，其防治和康复都有赖于家庭成员的共同参与。然而，面对独生子女和无子女家庭所占比例越来越高的趋势，也必须同时建立社会保障体系。诸如设立医疗保险、老年保健中心、社区老人服务中心及建设老年病康复中心和老年公寓等，都是重要的举措。

总之，以医药卫生部门为主体，个人、家庭和社会共同参与的疾病防治体系正在逐步形成，必将极大地推动健康事业的发展，也必将极大地提高中风的防治水平。

参 考 文 献

［1］高山，杨荫昌. 中风155个怎么办［M］. 北京：中国协和医科大学出版社，2008.

［2］国家卫生健康委员会. 中国脑卒中防治指导规范（2021年版）. http://www.nhc.gov.
cn/yzygj/s3593/202108/50c4071a86df4bfd9666e9ac2aaac605.shtml.

［3］何秋. 脑中风防治与康复［M］. 沈阳：辽宁科学技术出版社，2013.

［4］薛元坤. 中国农民卫生保健丛书中风［M］. 2版. 北京：人民卫生出版社，2016.

［5］吴兢，牛耸，赵博. 细说中风［M］. 北京：电子工业出版社，2019.

［6］刘泰，胡跃强. 中风防治必读［M］. 北京：中国中医药出版社，2020.

［7］中华医学会神经病学分会，中华医学会神经病学分会神经康复学组，中华医学会神
经病学分会脑血管病学组. 中国脑卒中早期康复治疗指南［J］. 中华神经科杂志，
2017，50（6）：405-412.

［8］《中国脑卒中防治报告2020》编写组. 中国脑卒中防治报告2020［J］. 中国脑血管
病杂志，2022，19（2）：136-144.

［9］严隽陶，杨佩君，吴毅，等. 脑卒中居家康复上海地区专家共识［J］. 上海中医药
大学学报，2020，34（1）：1-10.

［10］湖北省脑卒中防治中心科普宣教专家组，湖北省脑血管病防治学会. 脑卒中防治
科普宣教专家共识［J］. 卒中神经疾病，2021，28（6）：713-718.

［11］董漪，叶婷，董强. 卒中后呼吸系统感染气道管理专家指导意见［J］. 中国卒中杂
志，2021，16（6）：602-610.